余命3か月

がんは治る病です

西洋医学と実践哲学・気学の活用

My experience - Cancer is cured -
Utilizing The combined use of modern medicine and
The Kigaku

心理学博士・健康科学博士
星風アカデミー主宰
村田昌謙
Shouken Murata

はじめに

なぜ、パリに来て原稿を書くのか。しかも三カ月足らずの短い滞在期間に三冊を書きあげようと、いうのはいかにも無謀であろう。

だが、三冊分を二月一七日までに手書きの原稿として書き上げ、すべて日本に写メで送信した。

一冊目は一月末に発刊され、二冊目の本書と三冊目は校正ゲラの段階である。帰国の三月初旬までに私の仕事は完了している。そして、そのささやかな結晶は、ありがたくも今、読者である、あなたの手にある、そのご縁に心から感謝を捧げたい。

――余命三か月と宣告された男が、自らエトランジェの身に置きホテルの一室にこもっての執筆は、健康にいいわけがなく、しかも、執筆に必要なさまざまな能力の有無はさておいて、少なくとも体力を土台とする持続力と集中力のとぎれない力が必要である。

「無謀な」と言われながら、それが出来たのである。

「百年に一度の知性」と称されたあの幸田露伴のことばを借りるなら、それは「張《は》る気」

のおかげであると思われる。

危険なのは、その張る気が逸《はや》る気や昂《たか》ぶる気に変質することであり、それを十分自覚し、抑える工夫はしたつもりだが――。


パリ滞在の理由。ひとつは、心身の健康によく執筆によい「張る気」が満ちていたこと。いわば祐気が巡っているからだ。

二つめは、西のフランスに太極を移す。それによって過去の尅気を弱めて、七赤と一白の祐気を心身に浴びせること。

三つめは、三月節に日本にもどることによって、日本に太極を移す。それによってこの根深い三碧と九紫の尅気を心身からデトックスし、あらためて新しい若々しい発展と幸運の気を得て、腐蝕した古きを捨てて前進する。いわゆる新陳代謝を行う。

幸いにもそうした個人の変革と地球と宇宙のリズムとも一致する一年であるからだ。

もし、あなたが、あるいはあなたの身内や友人が私のように虚弱体質に悩み、がんや糖尿病などの深刻な疾患で苦しんでおられるなら、本書と姉妹編の「実例と成功気学の効用～人生を左右する実践哲学・気学とは～」のご一読もおすすめしたい。

迷い・苦しみ・人に言えぬ胸の内などがあるとすれば、そこからの脱出と方法のアウトラインがつかめるはずである。これまでにない、確実な方法で、解決の糸口がみつかるとすれば、勇気と元気とやる気がみなぎってくるだろう。

いにしへの　道を聞いても　唱えても
我が行ひに　せずばかひなし

（島津忠良）

さまざまな知識があっても実践できなかった自分。それが出来るようになる。病いを治すのが最終目的ではない。心身が健康になることは手段にすぎない。健康の向うにあるやりたいことをやるために健康になる。しかし、だが何のために――？　それは一兆分の一の誰かが一億年後にそれらは真実だと検証することがあり得ることを願っての生涯現役を目指すためだ。

傲慢にも聞こえる、「自分の病は自分で治す」をモットーにしてきたのは、自分の生命の責任は自分にあることの強調であり、同時にいかに生きるかの心の姿勢の確立をさす。

虚弱体質でズボラな自分への戒めでもある。

それはともあれ、本書をサラサラと読み、どこかでホロリとして下されば、著者として本望である。

およそ三カ月の間、生命にかかわる緊急以外のカウンセリングや相談ごとなどを控えて下さりご協力いただいた、全国の星風会の皆様に心から感謝を捧げたい。

編集・出版担当の栗栖社長には仕事とはいえ懸命で誠実なご努力に敬意を表したい。

また、実に人に言えぬ大量の雑用・身内の緊急入院手術などのなかで、九〇〇枚近い原稿をワード化してくれた枝美佳の支えがあってこそ、本書は誕生した。マナロア、シャーロットナナもよく協力してくれた。

ただ感謝あるのみ。

二〇十九年一月十七日　パリ九区　C.ホテル58号

村田 昌謙
SHOUKEN MURATA
本名 康一

目次

第1章

覚悟しておいたほうが…

P13 注釈
（※ 1）星風会：平成 5 年 10 月に法人登録。意識の探求によって人間の潜在能力の開発を目指すメソッドを提供。任意の会員組織の全国ネットワーク。

（※ 2）祐気採り：方位採りともいうが、それを含めて幅広く心身の両面にプラスに働き、シンクロニシティを起こすための動き方や移動のこと。

転移したがん

「そうですね、もっても三カ月でしょうね。こんなに早く肝臓に転移するというのは……今回の手術もうまくいきましたが、奥さん、覚悟しておいたほうがいいですよ。これからも、私たちはベストを尽くしますが……」

執刀医は、容器に入れた摘出したばかりの私の肝臓の一部を、妻の枝美佳に見せながら言った。

めまいを感じながら、妻は小さくうなずくだけで、言葉を失っていた。立ち合いに来ていた映画監督の実弟も無言で、温厚で誠実そうな主治医に、ただ頭を下げるのみであった。

大腸がんが見つかり、手術したのが二〇〇七年の三月一五日。肝臓に転移が発覚されたのは次の年の九月。手術は十二月八日で、日本ではトップの大学とされる本郷の大学病院であった。

そうした二つの手術を受け、余命三カ月と宣告されたが、最初の大腸がんの告知から十二年目の今、元気に手術前と変わらず活動を続けている。
クオリティ・オブ・ライフは、以前より向上したのではないか、とさえ思っている。
それは、生活の質を変えたからだと言ってもいいのではないか。それが本音である。
まず、モットーとすることの四つ――。

1、自由な時間力
2、豊かな経済力
3、健やかな健康力
4、喜びの奉仕力

これを少なくとも実践することを目指し、人生百年時代、生涯現役で歩むことを決意している。

病を得るまでも、そうした生き方を志向していたけれど、初めて「死」に直面してから以降は、それまでの漠然とした生き方やあり方に、ズシンと芯が入ったように感じる。

自分なりの方向性に間違いはないのだけれども、病気をする前と後では、「覚悟の仕方」が全く違っていることに気付かされたのだ。

病気をしてよかった。

今は、心からそう思う。これまで気付かなかった朦朧とした生の世界が、死を意識することでありありと感じられる。この表現しようのない感覚・想いは、一体なんであろうか。

さて、まずはこうした、抽象的な個人的感慨はおいておこう。

余命三カ月と宣告されていながらも生還できたから、こんなノーテンキなことが書けるのかも知れない。

しかし、がんだと判明したとき、その衝撃の強さは、恐らく人後に落ちないだろう。どれだけ悔しく歯噛みしつつ、ショックだったことか。

実を言えば、判定が下される、その一年前に、はっきりした兆候が現れていたのだが、気付かぬまま時間がすぎた。不調があり、四カ所の病院でチェックしてもらっていたが、見当違いの診断で、追い返されていた。

その時、正しく分かっていれば……!!

そんな口惜しさが、決定的な診断を受けて、よみがえってくる。

反省1・早期発見。身勝手な自己判断

発病の一年半前。
四、五人の星風会（※1）のメンバーとともに、オーストラリアへ祐気採り（※2）という気学の一つの方法の実践で、妻と一緒に滞在した。
オプショナルツアーとして、私たちは専用車を頼み、ポートスティーブンスから36キロある砂丘に行った。

10数メートル近い砂のスロープのすべり台。子供と大人も楽しめる場所、季節によってはクジラが見える大洋が広がる。何回も来ているなじみの砂丘だ。

一月。豪州は日本と真反対の季節。真夏の灼熱の陽が射る砂丘の上に四輪駆動の車はとまった。

砂丘に出た二人の主婦が、子供のように声をあげて、はしゃぎながらすべり降りていく。

すべり終えて、砂の斜面を力強く登ってはは声をあげてすべっていく——。

風が大洋の匂いを運んでくる。太陽と海と砂丘、開放された広がりの中で、私もすべった。なんとも言えぬ一瞬の自走感が心地良い。砂のスロープの底から斜面を斜めに這いあがる。

ところが、体に力が入らない。息切れがする。のろのろあがる。若い女性たちが、追い抜いてゆく——。先に砂の山のテッペンに登った妻が、私を心配そうに見ている。

どうにか上がり切って、車の小さな日陰に行って、すわり込んでしまった。

心配そうに妻がくるので、立ち上がったとき、めまいがした。足元がふらつき、砂の上に座り込んでしまった。

「こんなにオレって体力がなかったのか……」

嘆くそばから、これまでの健康自慢は何だったんだ、同世代の二倍の活動量を誇っているオレが——という思いにかられながら、親しくしているガイド兼ドライバーのN氏に頼んで車の中に入れてもらった。

「先生、どうしたんですか、珍しいじゃないですか。二日酔いですか（笑）」

という親しい彼の屈託のない声が、かかえてもらっているのに、遠くに聞こえた。

実は、このとき、私は体の異変に気付くべきであったのだが――。

徹夜やハードスケジュールなどの過労のせいだろう、ホテルで少し休めばいい……と、勝手に判断を下していた。


そして、二つ目の兆候――。

それは、オーストラリアから帰国して、二カ月目のこと。所用で兵庫県・城崎に行くために向かった東京駅で起きた。

妻・枝美佳の運転で車を地下駐車場に置き、新幹線に乗るべく地上階への階段を上がり、最後の踊り場から地上へ…と思った瞬間、腰に激痛が走った。

倒れるように、階段でしゃがみ込んだ。

痛みが腰から股関節にわたり、股関節の右側から左側へと走る。

一瞬だが、地上の目の高さの正面に薬局が見えたので、「痛み止めを頼む」と、心配して私の体を抱える枝美佳に言う。

薬を買って戻ってきた枝美佳が、

「痛みが移動するのは重大な何かの疾患があるかもしれない。すぐに病院に行ったほうがいいって、薬剤師に言われた。城崎はキャンセルして、救急病院へ行こう」と言ってくれた。

彼女は携帯電話で、城崎のホテルをキャンセルし、病院への連絡をとった。

反省2・誤診を見抜け

自宅から数分の距離にある救急病院に東京駅から直行して、緊急の処置とチェックとをしてもらった。

簡単な問診のあと、CTやらレントゲンなどの検査をして、痛み止めの注射のあと安静にしていると、三十代らしい医師が言った。

「これといった疾患はないですよ。初めてとのことですが、疲れじゃないですか。休みなしに活動しておられるらしいから、年齢の割に酷使しているせいで、筋肉疲労とストレスでしょうねぇ。痛み止めを出しておきましたから、休息していたらよくなるでしょう」

その言葉に、私は反論や疑問も思い浮かばず、そのまま自宅にもどった。納得したわけではない。

けれど、「では、なぜ、この痛みは起きるのですか?」と聞いたところで、恐らく医師は自分の推論を繰り返すだけだろう。そう思って黙って引きさがったのだ。

セミナーやカウンセリングの仕事の事務処理・原稿整理、星風会のメンバーとの連絡業務に一日を費やし、外出を控えた二日目の夜、また、痛みが走った。

午前一時。

やむなく枝美佳に頼み、近くの救急病院に電話を入れて車で運んでもらった。約7分。

救急病院のランプが赤く灯る入口に車がすべり込むと、腰をエビのように曲げながら、待ち受けるカウンターに行く。

手早く手続きを済ませると、夜勤の看護師がチラリと私を見て、「車椅子はいいんですね。歩けるようだから――」

といい、診察室へ案内する。

四十代前らしい男性医師が、あくびをかみ殺し、大きく背伸びをしながら、ベッドに横になった私を触診し、

「痛むのはどこ?」

と聞く。

痛みが移動するので、私は自分の手で下腹部をおさえたり、左の関節を指したり、右関節を示したりすると、

「痛むのはどこですか?」

とイラだったように再び聞く。

「ですから、ここであったり、うしろ側であったり、あっちこっち…です」

「今、痛んでいるのはどこだ、と聞いています」

かなり、口調が厳しくなる。

「うーん。今は、左側の股関節のあたり、股関節の腰側……」

「じゃ、立って。ベッドの上に立って!」

と医師の言葉に従って立つ。ふらつく私に、看護師が自分の肩を差し出す。

肩につかまって立った。

触診を終えて、医師は念のためにCTを撮るぞと看護師に命じたあと、

「今、痛みは?」

「ああ、痛みは今は感じませんが……」

「そうでしょ。多分、なんでもないはずだ。CTも撮っておいたし、今夜は痛み止めを出しておくので、しばらく様子を見てください」

午前三時過ぎ、西日暮里の自宅にもどった。そういえば、痛みは消えていた。痛み止めの注射が効いたのだろうか。

一週間分の痛み止めと、なぜか抗生物質も与えられている。


仕事は、カウンセリングやセミナーの要望があっても、遠距離に出かけるのを避けて、近くのカウンセリングとセミナーにしぼり、予定の決まっている、東京と大阪教室だけの二カ所にした。

痛み止めと抗生物質は二日間服用し、三日目から服用を中止する。さほど理由はないが、いや、理由は自分なりに三つあった。

痛み止めは、効果がある。
①しかし、あくまでそれは一時的であって根本治療にはならない。
②痛み止めによって、どこかにある疾患が、一時的に抑えられて、結局は、原因不明のままに悪化するのではないか。
③痛み止めと抗生物質による副作用はないのか。ないはずがない。根本の原因の発見ではなく、むろん原因の除去であるはずがなく、痛覚の神経系を一時的に抑えているだけなのだから。

ごく基本的な、この程度の知識はあった。

じつを言えば、還暦前に東洋哲学の医療面への活用である「東洋医学の臨床」を知りたくて、親しくしていただいていた東洋医学・易学の大家、小林三剛博士が理事長をされている関東鍼灸専門学校に入学したことが、大きく今役立っている。東洋医学全般は当然として、生理学・病理学・解剖学など、大学の医学部における基礎的教養課程を学んだことは大きな収穫であり、人体の基本というか、初歩は理解できた気もしていた。

じつはさらに言えば、時間的ゆとりがあれば、医科大学に入って医学の勉強をしたいと、何回も思うほど興味深かった。

「痛み」についての人体の作用機序も、現代的医学の基礎としての知識はある程度あったので、痛みによるホルモン・サイトカインの分泌による生体のダメージは放置できない、という程度の知識はあった。

だが、「痛み」によるダメージと、副作用やその服用後におけるダメージとを天秤にかけると、どうしても後者の方が大きいと、私には思われた。

結局、激痛が出るたびに、病院を変えて診察を受けること四回。どの病院でも同じような判断であり、表現のニュアンスが違うだけで、痛み止めの薬の袋だけが増えた。

反省3・冷えは万病のもと

生意気な言い方かも知れないが、専門家である医師、薬剤師、看護師らの訓練を受けた方々を信頼・尊敬することは大切であろうが、しかし、受け身であるこちら患者側の意見や判断にも耳を傾けてもらってもいいのではないか。そんな思いもする。

そのために、インフォームド・コンセントということが、医療現場には認められているはずである。

しかし、そうとは言え、日本における医者の権威は、特に私のような昭和の中期以前の生まれの者には絶大であり、医師の判断に疑問や質問を挟むのははばかられる傾向が強く、唯々諾々と従うのが普通であろう。

三回目の発症。やはり、痛み止めの注射と薬でおしまいだった。

四回目のことを書いておこう。

このときも、救急で病院に行き、最初からの経由を医師に説明したが、「加齢によるものと思われる」とされ、さらに驚いたことに、精密検査をしなければはっきりとはわからないが、「大腿骨頭の壊死の疑い、という可能性もありますな、かなり濃厚ですよ」と診断され、「精密検査をご希望ならあらためて来院して下さい」と言われた。

びっくりしてしまった。大腿骨頭壊死といえば、あの有名な伝説的国民歌手の「美空ひばり」の病気ではないか――。そんなバカな、と思いつつ、激しい不安にかられてしまった。

だが、私は精密検査を申し込まなかった。なぜなら、あの天才歌手・レジェンドの美空ひばりのそれを、現代医学は結局治療できなかったではないか。あれほどの著名人ともなれば、国中の、いやもしかすると世界中の名医や病院が動員されてもおかしくない。しかし、病名がはっきりしながら、治療できなかったのが現実なのである。まして一般人の私が、もしそうだとしたら、どんな治療手段があるというのか……。

そう思ったことと、まずその診断が一〇〇％違うであろうと、自分に都合よく、その医師の言葉を信じなかったのである。

そうした折、ふとヒラメイた。痛み止めの薬の服用は止めて、「正常細胞の活性化がプラスになれば……」という単純な動機から自分の施術院にある「低周波の機器」と「光線を出す光線治療器」の二つを組み合わせて、必要な部位に当ててみた。これまで、二つの組み合わせは思いつきもしなかったし、やったこともなかった。

機器を組み合わせて、同時に当ててみると、痛みが消え、鈍痛に変わり、やがて薄くなっていった。それまで10メートルしか続けて歩行が出来なかったところ、歩行距離が伸びて数百メートルは楽に歩けるようになった。その方法を続けていると、さらに楽になり、これまでの痛みは一体なんだったんだと思うまでになった。

その数カ月後の一月、仲間十数名を募って、祐気旅行でパリに行った。万一のことを考え、杖代わりにもなり、かつ椅子のように腰を掛けることも出来る、小型のピギーケースを見つけ、それを頼りに出かけた。

当時、ある新聞社から出版する自著の原稿をかかえてのことであったが、幸いにも仲間に迷惑をかけることなく、歩行は順調で、旅は快調であった。

その頃、そうした機器のはたらきをヒントに、しかも機器を一切使わない、すごく手軽で、非常に効果的な方法も見つけ出していた。

こんな簡単な方法で、免疫力はアップするんだと、飛び上がるほど嬉しかった。

それは体を「温める」ために、使い捨てカイロを使うことであった。低温やけどをしないように、体の経穴にあてると効果は高い。

読者のあなたも試されるがよい。

へたな鎮痛剤よりもいい場合がある。それどころか、さまざまな症状に効果がありそうといえる。特に実感するのは、免疫力のアップだろう。

逆にいえば、「体の冷え」は、万病のもと、と考えたほうがいいのではないか。

ちなみに、がんの喜ぶ体温は35度台ということは、よく知られている通りだ。

最近の健康情報では、体温が一度上がると免疫力が数十％向上するという。一方では、そうしたエビデンスはないとの意見もある。しかし、「冷え」は避けたほうがいいのは正解である。その意味で、結果的に選んだ方法は間違っていなかった。

反省４・予兆は必ずある

だが、それだけでは根本的な原因の除去にはなっていなかったことを、やがて思い知らされる。まだ、自分ががんに冒されているとは、知る由もなかった。

痛みが消え、歩行が普通になると、いつの間にか、一過性の腰痛にすぎなかった、と身勝手な判断を下して、やがて、その歳が暮れようとする十二月初旬、祐気採りで仲間たちと、アラスカのアンカレッジに向かった。

一行は、十代の大学受験生や社長や医師をはじめ大学勤務の保健師兼看護師など年齢・性別・職業が多彩で、妻の枝美佳も同行していた。

雪の降るアンカレッジに滞在して三日目の朝。瞑想を終えて、休息のためしかばねのポーズをとっているとき、フッとビジョンが浮かんだ。

一瞬、恐怖で全身が固まった。

自分の消化管が、キュウリのようなイボイボ状態で浮かび、腫瘍という文字が見えた。

朝4時半。ベッドに座ったたまま、呆然としていた。

正体不明のこれまでの痛みと腫瘍が、その時、はっきりと結びついた瞬間であった。

「しまった!」

大腸の腫瘍の放散痛……それが一年前から、私に警告を発していたのだ。なぜ、こんな単純なことに気付かなかったのか。悔やんでも悔やみきれなかった。

ベッドを抜け出し、雪の積もった窓外を見ながら、血の気が引いていくのがはっきりとわかった。

――そういえば、ここ数カ月、いやもっと前から、兎糞状の便であったり、時折、便秘をしていたりしたではないか。

私は確信した。大腸のどこかに、がん細胞が巣喰っている。帰国したら、すぐに病院に行かねば…。そう決めると、ホテル内を歩き回り、頭を冷やすため、雪の庭の冷気を受けてから、温かい部屋にもどった。

妻にも仲間にも黙っていた。

帰国すると、近くの消化器系専門の病院に行った。経験豊富な雰囲気をもつでっぷりした院長に、まずこう切り出した。

「しこりがあります。どうも腫瘍のようですので、精密検査をお願いしたくて来ました」

「わかりました。内視鏡のベテランがＡ大からウチに来ていますから、大丈夫ですよ」

と言い、触診をはじめた。

「便秘気味ですか。でも結構、お腹は柔らかいですな」

と、その温かい肉厚な手で、私の腹部を押さえる。

「ウン、しこりね。ありますかな。なさそうですよ」

という。素人の自己判断、思い込みをやんわりと否定しようとする、院長の優しい気持ちは、私に十分に伝わっていた。しかし院長先生、見過ごさないで下さいよ、と心の奥でつぶやいていた。

私は院長の手の圧が優しすぎる気がして、思わず、こう言った。

「いいえ先生、S字結腸のあたり、だと思うんですが……」

「ああ、ここですね……ふつうですよ」

という。

院長先生の柔らかな手を取って、自分の左側下腹脇腹に差し込むように強く押し込んだ。こりこりとした感触。すると院長先生が、

「ウム……なるほど、なるほど。うーん、これですな。うん、これか。ま、内視鏡でしっかりみてもらいましょう!」

穏やかな口調が少し固くなった気がした。

内視鏡検査の結果は、推薦する大学病院で精密検査を受け、対応してもらうことになっ

た。本郷にある病院は、入学難関の国内トップの大学の付属である。そこで精密検査を行ってもらった結果、入院・手術と決まった。

反省5・祐気先の病院を選ぶ

アラスカで、自分の体のビジョンを見て以来、地元の病院で検査するまでの期間が、心理的不安と衝撃がもっとも大きかったように思う。

不安・恐怖・口惜しさ……！

A大学病院に入院・手術が決まったころには、むしろ落ち着きがあった。人は誰でも、悪い事態に直面する前が、もっとも苦しいものらしい。なぜなら、先が読めないからである。…この先一体、どうなるのか。

展望（希望）がないことほど、人間の精神と肉体を蝕むものはない。

東洋哲学・東洋医学を学んで、人様を指導し助言を与える自分が、西洋医学を拒み、東洋的方法で病を癒すのか。あるいは、それらを捨てて、西洋医学に頼るべきか……。どちらを選んでも、一〇〇パーセント確実に病が治る、という保証はない。

東洋医学・民間療法を選んで、健全化した実例も山ほど知っている。しかし、功を奏することなく亡くなっていった実例が数多くあるのも知っている。

では、科学の粋を集めた西洋医学はどうであろうか。やはり、同じである。一〇〇%治癒するという証拠も保証もない。完治する人もいれば、治らない方も多い。

東洋医学だけで治った事例

「絶対生きてやる」(ぱるす出版)という本の著者・古島町子さんのような方もおられる。「余命一年」の宣告に再婚を決意して、末期がんを「手術をしない」で治した女性。ビジネスウーマンとして、戦後の女性の社会的地位向上に努め、自ら経営者になった伝説の人。私がまだ発病前の元気なとき、ビジネスの関係で講演を何回か聞き、また前述の著書を十冊ほど購入して、周りの人々に配ったこともある。二、三回お目にかかっているが、スマートで美しい方であり、どこに部下八千人以上を統率するエネルギーがあるのか、と思うほど楚々とした印象がある。

この古島さんは、まさに「心身一如」の東洋医学そのものを徹底して実践され、がんから生還した大成功者であった。

東洋哲学・東洋医学を学び、「気エネルギー」と西洋科学としての波動のことを徹底して追求してきた自分は、どうすべきか――。

古島さんや他の方々の著書と体験を考えた上で、西洋医学と東洋医学、そして自分の状況と家庭・仕事の環境のことを幾度もチェックしてみる。

検討しては、さらに見直す。眠れない日々とは言え、日常の活動は通常通りに続けているので、疲れもあって、悶々としながらも、軽く瞑想して寝ることはできた。

どうにか出した結論。それは、西洋医学と東洋医学、さらに自分がもう一つの専門としている実践哲学・気学を組み合わせ、併用するということだ。

尅気（こっき）と祐気（ゆうき）の意味

これまで見てきたように、「痛み」という現象の原因が、4カ所から5カ所の病院で特定できず、ひどいときは全く違う病名の疑いをもたれた。こういう間違いや、正確さを欠く判断や誤診は、尅気の結果とみる。

気学からみれば、これは医療を示すところの私の心身に波動している九紫の尅気であり、救急で行った四カ所の病院は、ことごとく私にとって尅気（マイナスの気で、判断を狂わせる気）であった。**尅気の病院は誤診を招きやすい。**

祐気はその真逆であり、心身を健全化し、シンクロニシティの幸運を生む気エネルギーのこと。したがって、重大な病気のときは、祐気先の病院を選ぶことである。

気学は一般的に「方位学」とされたりして、「占い」の分野に入れられる。しかし、私は全く違う立場をとっている。

長い間の自分を使った〝人体実験〟と、さまざまな事例をつぶさに見ていくとわかるが、気学は、自然科学から人文科学にまでまたがるところの、一つの法則である。

「方位学」は、その一部分に入る。

こうした気学の成り立つ前提は、荘子のいう「万物は気によって成る」である。

気によって万物が成り立っているからこそ、東洋医学は成立している。

たとえば、東洋医学でいう気・血・水……水は津液のことでホルモンやリンパなど、血はいうまでもなく血液……それらの目に見えるモノは、気が化成・変化したものである。即ち、「気」によって成っている。それが東洋の考え・哲学だ。

それをベースにして体系づけられたのが、薬膳であったり、アユル・ヴェーダであり、いわゆる鍼灸など中医学を含む東洋医学である。

一方、人生で活用される気学は、まさに気そのものの応用であり、「方位学」そのものだけをいうのではない。それを含む気の体系の自然の法則であって、そのプラスやマイナスの顕在化が、量子物理学のいう量子の振るまいと相似であるところから、私はずっと気学を**量子気学**と称している。

それは、人生のあらゆる面・さまざまな分野で肯定的（幸運）にも否定的（不運）にもはたらく。肯定的に作用する場合が「祐気」であり、そうでない場合を「尅気」という。

わかりやすく言い換えるなら、尅気を冒すと病気になったり、破産したりする。今回の発症で慌てた私の場合だが、尅気量が法則どおりに臨界点に達したとみていい。それが病気として表れたのだ。

——それはさておき、話を元にもどそう。

前にふれたように、西洋医学と東洋的方法を組み合わせる決意の中には、当然ながら、いま述べてきた気学的手段を組み込むということがあった。


具体的にいえば、こういうことだ。

アラスカで、自分自身の体のヴィジョンを見て、大腸がんだと確信し、帰国してすぐ、近くの消化器系の専門医にかかった。

この病院も悪方位・尅気であったが、そのマイナスの度合いは軽いと判断した。案の定、医師は「なんでもなさそう」と私の素人判断をいましめるようなニュアンスではあったが、ヴィジョンで見た部位に医師の手を、強引に誘導して確認してもらった。

その院長は、精密検査のため二つの病院を紹介し、選択を求めた。

私が即答したのは、自宅からみて祐気である南西の遠い病院。それを指定して帰宅した。帰宅してから、あらためて二つの病院の祐気方位を調べて慌てた。自宅から近いA大学病院のほうが、祐気であったからだ。

紹介状を書いてくれる院長先生に電話を入れてつないでもらった。

「院長先生、申し訳ありません。Ａ大学病院に変更をお願いできますでしょうか。やはり、自宅から近いほうがいいものですから……」

「構わんですよ。じゃ、Ａ大学の○○先生宛に書いておきましょう」

快諾に感謝した。近いからではなく、祐気先だったのが本当の理由であった。

紹介状を書いてもらい、それを一週間待ってからＡ大病院に行き、受付を済ませ、検査入院日を決めた。

迷信と一緒にしない知識

すぐ病院に行かずに、なぜ一週間も待ったのか。それは、病院が祐気先になるのを待ったためである。それは佳い日であったが、しかし、市販の暦では「仏滅」の日であった。参考までに言えば、仏滅とか大安などの六曜というのは、私の著書でもくわしく書いているが、それこそ江戸時代末期近くに生まれた「宗教」的迷信そのものである。

多くの暦には、ほとんどそれが付されている。ある最大手の事務・文房具メーカーの経営者にそれを進言したが、全くとりあってもらえなかった。

そうした迷信と一緒に扱われているところが、真の気学が理解されない一因でもある。

もうおわかりのように、A大学付属病院を選んだのは、日本のトップに位置する最高学府の名声によるものではない。あくまでも、祐気先であったからだ。

もう一つの事例をあげよう。

三十代のころ。すでに気学の知識は十分にあった。しかし、自分の体や仕事を通して実証・検証したかった。祐気・尅気が法則どおりに発現するかどうか、尅気を冒すほうがわかり易いからと、十数年にわたって、わが身で人体実験を続けてきた。

世田谷区に住んでいたあるとき、歯の治療が七赤の歳破という尅気にあたる歯科医院を、意図的に選んで治療に行った。

虫歯の治療であったが、「これは抜くしかありませんね。いいでしょうか」と長身の紳士風の歯科医は丁寧に了解を求めてきた。私がうなずくと、かなり時間をかけて苦戦して抜いたあと、ステンレスの皿にカランと音をたてて抜いた歯を入れ、見せてくれた。

じっと、私はその歯を見つめた。歯科医は終始無言だった。「……」

しばらくすると、先生は声を出した。

「これは……健全な歯でしたね……」

「……」

私は言葉を失った。

素直に七赤の尅気が出ていた。七赤の象意は歯であり歯科医でもある。

現在なら、大変な医療ミスとなるはずであった。あとでふれるが、数年前、私は七赤の尅気を冒《おか》していた。距離によって違うが、マイナスの気は低減しつつ何年も続く。

東洋的方法の問題点

がんの治療に話をもどそう。

東洋的方法の貫徹には、経済をトップに時間と環境・状況の問題がある。つまり、西洋的方法の即効性に対して、東洋的方法は長期的視野にたって行う。自然治癒力を高めるために、体質改善を図るという時間の問題があり、同時にそれは、社会生活を営む上での制約も大きいことを意味する。

たとえば私の場合なら、仕事上の東京・大阪・京都・沖縄・北海道さらには海外…といった移動と行動半径の広がりをどのようにするか。

これらの動きを中止して、一年か二年療養に専念する時間的・経済的なゆとりはない。

生命と生活や社会活動とのどちらを、という二者択一を迫られても、そう簡単に割り切れる問題ではないだろう。

つまり、深刻な病を得た場合、本人も家族や周辺の人も必ず直面する多くの人の課題が、「経済的問題」である。

古島町子さんの場合は、経済的になんの心配もいらない社会的大成功者であった。

事実、古島さんは、ある集いのセミナーで
「命も、お金によって買えるのです」

とさわやかに言い切ったことがある。

誤解がないように言えば、経済的自立の必要性の文脈のなかでの表現である。彼女の人生体験からつむぎ出されたことばだけに、ズシンとくる説得力があったことを覚えている。

貧困では高度医療も受けられないし、東洋医学的実践も困難になる。

第2章

これが本当の総合医療ではないか

古来からの知恵を生かす

私は自分の治療について、あらためてA大学の附属病院を選択し、西洋医学に身を任せる気持ちをかためた。

しかし、同時に「病は自分で治す」というモットーを崩すことなく、これまでの東洋医学は当然として、実践哲学である気学的手段も大いに活用する、と深く心に決めてもいた。

そもそも、一九九三年に立ち上げた「星風会（せいふうかい）」、通称星風アカデミーは、心身の健全化と人生の豊かさを通じて、社会に貢献し、平和の実現に寄与したい、ための活動グループであった。

そのため「自分の運命は自分で創る」ことをモットーとして、西洋的・科学的手法やメソッドと、東洋的それとの、つまり東西文化の融合による自己啓発を目指している。

具体的には「意識の啓発」について、量子気学をはじめ、瞑想やヒプノセラピーや心理学的・脳科学的、生理学的などの方法からアプローチする。

その一つの有効な手段として、実践哲学である気学を採り入れていて、健康やビジネス、人間関係等において大きな成果をあげている。

いわば、現代科学的なノウハウや最新の先端科学である量子物理学と、古来からの人類が探求し積み上げてきた「叡知」とのドッキングともいえるし、東西文化の融合とも言っていいのではないか。


繰り返すなら、「**自分の運命は自分で創る**」のがモットーであるから、「**自分の病は自分で治す**」のは当然であり、治るも治らないも責任は自分自身にあるということになる。

これまで見てきたように、病院選択そのものと入院時期そのものも、いろいろと困難はあるものの、すでに気学的手段を採用していたことが、おわかりいただけると思う。


先にも少しふれたが、自分の治療に対する態度が決まったとたん、これまでの様々な不安感や恐怖心の一切が、急に吹き飛んでいった。ケ・セラ・セラ……投げやりではなく、与えられた課題がどうなるのか、まるで他人事のような心境であった。

少しは客観的に自分を見ていたのだろう。

ついでに言えば、**自分を客観視するとき私たちの自律神経は正常化し、整ってくれる。**

だから、心穏やかになる。安寧の境地にも——。


三月一日。まずは、検査入院日が決定。幾つか提示された入院日をこの日に決めてもらったが、実際は一週間あとが病院側にとって都合がよかったらしい。

無理にというより、強く希望していたところ、急に予定が空いたということで、幸運であったといえる。


なぜ、入院日にこだわったのか。

私自身の心身にとってプラスにはたらく祐気がその病院に満ちている日であったからだ。時間と空間に制約されている三次元世界では、それぞれにとってプラスにはたらく気か、マイナスを及ぼす気か、あるいはさほど影響の少ないどちらでもない気に分けられる。

東洋医学風にいえば、心身に悪い邪気が満ちるとき、そこへ行き、とどまる（入院する）と、その邪気がついてまわる。

強弱によって違うが、最悪は医療ミスに遭わないとも限らない。もし、逆にプラスの祐気の折に行き、とどまると、いい気に心身がコーティングされて過ごすことになる。

そういう意味で、入院した三月一日は、私にとって祐気の日であった。

これが、もしズレて三月七日以降の入院に決まったとしたら、荒川区西日暮里の自宅からみて、上野の不忍池方向にある文京区・本郷の病院には、五黄殺という最悪・最凶の気エネルギーがまわっている。がんを象徴する五黄土気の気エネルギーを全身に浴びてしまうことになる。

東洋医学の五行論でいう木（もく）火（か）土（ど）金（こん）水（すい）の土気である。土気がすべて悪いわけではない。すべての気エネルギーがそうであるが、誤解がないようにいえば、どれもすべて、善にもはたらくし悪としても作用する。

時期をずらした場合の土気は、私にとって悪として作用するから、善としてはたらく入院日をどうしても選定しなければならなかった。

「天の機（とき）・地の利・人の和」と言うが、戦国の動乱の時代、命をかけたやりとりの時に、まさに「天の機（とき）」を重視した意味がわかる気がする。

あらん限りの人智を尽くし、なお、それを超えた天の機を知る者が天下を得たのではなかったか。当然、地の利も計算づくだ。天の機は時間であり、地の利は空間であろう。

Ａ大病院に紹介状をもらいながら、一週間も待ったのは、気学的にいい日である二〇〇七年二月二六日を待って、この日にＡ大病院に行き、外来受付をしてもらったからである。

とは言え、入院日をそうした理由によって指定することは、一般的には不可能なことだ。まず、これまで述べてきたようなことを病院側に語っても受け入れられない。一日の来院患者が三千人を越える数なのだ。むしろ、バカにされるか、無視されるか、憐憫の情で見られるだけである。

だが、病院側の迷惑にならずにできる方法は、幾らでもあるので、気学の専門家に相談することが肝要だろう。

三月一日（木）

予定通りＡ大病院に検査入院。

六人の大部屋。手術後は個室を希望。

まず、看護師による体調や病歴をはじめとする一種の身上調査である。喫煙や飲酒などの嗜好から生活習慣、さらに信仰している宗教の有無など。宗教欄に「なし」としたが、そのうしろにカッコをつけて「自然の法則」と書いた。おそらく首をかしげるだろう。

病院・病室の規則などの説明。設備の使用法など、なんとなく聞いているうちにワクワクしてくる。

なぜだろう?

看護師さんが、入院用のパジャマを説明して、

「貸し出していますが、どうされますかね?」

「いいえ、いりません。持ち込みます」

と答えた。

入院患者をお見舞いしたことはあっても本格的な入院ははじめてだ。お見舞いのとき、いつも思うのは、囚人服じゃあるまいし……だった。

妻・枝美佳に私は何も注文しなかったが、私の気持ちを察してか、新品のパジャマ

上下二組を準備してくれていた。

「気分がいい色でしょ。銀座で買ったんだ。シルクがいいかどうか知らないけれど、病院でオシャレするのはパジャマくらいだからね（笑）」

上品で明るいパステルカラーの柔らかな色合いのブランド品であった。

シルクの風合いの生地、色彩にもそれぞれ波動があって、細胞に作用することは、よく知られているはずだ。一時期、波動計測器で何回も計測したことがある。

三月二日（金）

もう不安や恐れや心配は一切ない。

それよりも六人部屋で、仕切られたカーテンの中で瞑想したり、許される範囲で幾つかある病棟や院内を探索した。

物珍しいのだ。喫茶店、食堂、最上階には有名な「精養軒」もある。そこから、上野の本店が見下ろせそうなぐらいだ。

理髪店、郵便局、コンビニ……ないのは葬儀屋か……。ひとりでブラックユーモアをいう。

三月三日（土）ひな祭り

ひな祭りだけれども、あまり関心はない。それより、食事がだんだん断食モードになってきている。

食事の量がグンと減って、空腹感がつのる。代わりにビタミン系中心の点滴だ。検査の数は増すばかり。X線、CT、定期的な尿チェック。体重測定。身長一六五センチ、六十二キロの体重は、五十八キロに減る。

全身状態のチェックが続くが、腫瘍以外は極めて健全とのこと。

三月四日（日）

同室の検査入院の患者たちの静けさ。それが妙に気にかかる。

それぞれが、今後のこと、家族のことや自分の病状のことを考えているのだろうか。

その中で、特に静かな雰囲気の患者が、すぐ隣の青年だ。二十代半ばか。スラリと背が高く、目鼻立ちの整った上品な顔立ち。だが、顔色は灰色で、いつもうつむいて、尿袋を腰にさげて物静かに歩く。

腎臓の重大な疾患のようだ。

私より先に、その大部屋に居て、私が入院するとき、女友達というより恋人らしい女性が訪れてきて、彼女に付き添われるように病室を出て行った。

二人はすれ違うとき、私にかすかに会釈をした。お似合いの美しいカップルだった。

続けて三日間、髪の長い瞳の大きな彼女は病室を訪れている。

仕切りのカーテンの中のベッドの端にでも腰掛けているのだろう。二人の聞き取りにくい静かな声が聞こえる。話しているよりも何も言わない沈黙のほうが長い。

「もう、いいよ、ありがとう。仙台に帰って、ウン、どうにかガンバル……」

青年の声が、弱々しく途切れがちに聞こえた。

きっとあの娘は、どうしていいかわからず、大きな目に涙をためているに違いない。

ガンバルと言ったって、もうガンバリようがないんじゃないの……そう言う彼女の絶望的な声が聞こえてきそうだった。

……あなたは十分これまでもガンバッてきたし、わたしに出来ることがあるなら、何でもやる……でも、何をどうしたらいいのよ、神様！

声にはならぬ、そんな想いの彼女の声が聞こえる気がした。

たまらず病室をあとにした私を、二人の会話が追いかけてくる。中庭に出て椅子に腰掛けると、物言わぬ二人の姿が浮かんできて、ふたりの深い悲しみが襲ってきた。こらえていた涙がドッとあふれてきた。

「有難いな。ぼくは、幸せだな……」

まるで、一世を風靡した、あの裸の大将の山下清画伯のように呟きながら、涙を拭いた。

三月五日（月）

通路をはさんだ反対側から聞こえる中年の野太い声。また、研修医を責めているようだ。

今夜で二回目。午後九時前。消灯前だ。

「はっきりさせろよ。いつまでこんな状態で待たせるんだ。結果はわかっているじゃないか、え？　どうなんだ！」

「しかし、まだ、いろいろ検査も……」

「何を言ってるんだ。もう大方終わってるじゃないか。あんた研修医だろ？　わかっているはずじゃないか。

だいたい、その程度ならワシだってわかるんだ。〇〇医大の病院に転院してもいいんだ。あそこには、ワシの身内もゴロゴロいるし。一体、手術はいつするんだ?」

「ですから、それは」

「同じ事を繰り返させるんじゃない！いつだときいているんだ。言い訳を聞いてる暇はないんだ！」

「……私には、いつだと言うことは…」

「当たり前だろ！　あんたに言えないなら、主治医の担当に聞いてこいよ！　何回言わせるんだ！」

野太い声は、研修医の話を途中でさえぎって、自分の言いたいことを言う。凄いクレーマーだ。そう私には思えた。

急に静かになったのは、おそらく研修医が深々と頭を下げて退出したからであろう。

大部屋に静寂が戻った。

居丈高な雰囲気のこの人物は、会社の経営者か個人事業主だろうか。命令指示を傍若無人に出せる立場。まさか地方公務員の役職者ではなかろうが……。

日ごろ頑健を誇り、周囲の人々を怒鳴り散らしてきた人物が、一転重大な病気になれば、平常心を欠くのは当然かも知れない。

覚悟する五つの段階

三月六日（火）

体重は五十六キロ。かなり減った。

ほとんど断食状態である。水と緑茶は好きなだけ飲める。カテキンの多い緑茶は、抗酸化作用もあって体にいいからだろう。

その夜。通路の反対側のクレーマー氏に、よく響く落ち着いた声が語り掛けてくる。

「もし、転院をご希望されるなら、当然のこと、そうされても構いません。ただ私のところでは、あなたの症状と、もう一つ、あなたのお気持ちが手術なりを受け入れる状態として落ち着かれるなら、理想的な医療が出来ると判断しているわけです」

慎重に言葉を選んでいる主治医らしい人物の発言に、

「こっちは早く手術をしてくれ、と言ってるわけだから、受け容れもクソもないだろう。それをグズグズされちゃたまらん」

「わかりました。一晩考えてもらって、明日、転院されるかどうかお返事ください」

「ああ、そうするよ」

固唾をのんでやりとりを聞いていた。

この医師が言わんとすることの意味を、じっくり考えざるを得なかった。

「死ぬ瞬間」はロングセラーのはずだが、転生輪廻の研究をしているときにむさぼり読んだ、医師であるエリザベス・キューブラ・ロスの著書。

そのなかで、死に至るまでの人の心の状態のことが頭の中で点滅した。

キューブラ・ロスの死の受容の五段階説を思い出したのだ。

○第一段階・否認（否認と孤立）
死の運命の事実を拒否し、否定する段階。周囲から距離をおきたがる。
○第二段階・怒り
死を否定しきれない事実だと自覚したとき、「なぜ、私が死ななければならないのか」と問い、怒りを爆発させる。

○第三段階・取引

この死の現実を避けるために、神や仏と取引をする。この生命を与えてくれたら、こういうことをします、など。

○第四段階・抑うつ

何をしても、結局、「死は避けられない」とわかり、滅入って抑うつ状態になる。

○第五段階・受容

死を受容し、心にある平安が訪れる。

こうしてみてくると、クレーマー氏は、もしかすると、いま第二段階にいて、怒りまくっているのではないか。

早く手術をしろ、と言っているが、正しい積極的な受容の態度ではなく、手術の先にある「死」の恐怖への無意識の「怒り」ではないのか。

研修医の代わりに来た年輩の地位の高そうな医師は、キューブラ・ロス博士のいう死を受容する五段階説が頭の中にあったのではないか。

しかし、いずれにしても、キューブラ・ロスのこの死の受容の五段階説に対する反論が一部から出ていることも、私は知ってはいた。けれども、避けては通れない「死」や「病気」に対して向き合う心の姿勢は、「生き方」に影響するとともに、病院の医療への患者としての向き合い方にも深く関係してくるはずである。

その関係がこじれたとき、訴訟問題が生じるのだろう。

三月七日（水）

断食。

食事代わりの点滴注射。

規則正しい生活。構内の散歩。

売店で新聞や週刊誌を購入して、必要な記事を切り抜き、スクラップにする。

毎月刊行の「星風アカデミー」誌は、平成五年から一度も休刊することなく発行し続けている。

全国や海外にも点在する星風アカデミーの会員の月刊誌として、休むわけにはいかない。各項目を担当する十人前後の書き手もメンバーであるし、毎月楽しみにしているメンバーのためにも、主幹として書かなければならない。

毎月の行動の指針となるように、実践哲学・気学の刻々変わる内容を、月のリズムで記して提供している。それを読むことで、気学への理解が深まり、「どう生きるべきか」を自ら考え、検討・実践していくことになる。

そこに書かれたメンバーの体験記は生きた教材となって、読み手の血肉となる。

入院中にやるべきことがあるのはありがたい。それに楽しい。

現実の出来事として新聞・週刊誌・テレビ報道の情報を、気エネルギーの分野からどのようにとらえていくか——。仕事柄、そうした視点で見ていく。

それが、また楽しいのである。

株式投資をされる方が、世界や日本の政治や経済や社会の動向や予測に非常に敏感に反応して、正確に実体をとらえようとするのと、全く同じである。

しかしこの日は、先日のクレーマー氏と主治医らしき人との会話。それに触発されて思い出した、エリザベス・キューブラ・ロス博士の「死に対する五段階の心のステージ」のことが、重く心に響いていた。

あの医師が言わんとしたことを自分なりに受け止めるなら、「病気に正面から向き合うこと」「どのような治療方法であろうとも、一度選択したら覚悟を決める」ことだと思えてならない。

不安や恐怖や怒りや悲嘆といった心の不安定な状態から、少しでもどのように抜け出せるかということは、目に見えない心の問題である一方で、術後の治療のプロセスにも、結果にも関係してくるはずである。

しかしこればかりは、最新機器でも数値化したり可視化もできないだろう。

私は担当してくれるスタッフに恵まれていたと言っていい。若い看護師も、六十代半ばではないかと思えるご婦人の看護師も、みんな礼儀正しく親切である。

二人の研修医。一人はバンカラ風の物腰でベテランの域に達しているような青年。もう一人は、枝美佳が「女優の○○さんにそっくり」という美人でありながら、少しも気どりのない楚々とした研修医がついていてくれていた。

バンカラ風の青年研修医K先生に好意をもっていたこともあり、何かの都合で肩を並べて廊下を歩いているときに、クレーマー氏と同じ言葉を言った。

「K先生、手術日は、まだ決まらないのですか?」

「あー、手術日ね……」

「ハイ。このまま絶食して、そのうち死んじゃってから、手術したんじゃ遅いんじゃないスか（笑）」

と、笑いながら言った。

「ハッハッハッ。健康そのものの村田さんが死ぬわけないよ」

「ハッハッハッ。それは有難いけど」

と笑って返すと、

「まあ、そうは言っても、いずれ誰でも死ぬわけだけどね。ハッハッハッ」

廊下をスレ違う急ぎ足の看護師が思わず振り返って行った。

病院内の会話としては、ジョークであってもかなり不謹慎だったかもしれない。

三月八日（木）

毎日決まった日課をこなす。体重計に乗り、測定値を記入。血圧・血液検査。少し時間があれば、院内をくまなく歩く。

時折どこかで、緊急事態が発生すると「コードブルー、コードブルー、第二病棟〇〇室前……」と館内放送がある。すっかりそれらにも馴れてしまった。今日もなぜかウキウキする。中庭から空を見上げると晴れていた。


その日の夕方、例の若手の売れっ子女優に似ているという研修医のY先生が現れて、こう告げた。

「村田さん、よかったですね。手術日は三月十五日、午前十時からです。K先生が主治医の先生から聞いたそうで、伝えてくれって……準備しなくちゃね」

昨日の会話が効いた気がした。でも本当のことはわからない。患者である私の心境を判断したのか、単なる病院側の事務上の問題だけだったのか。

しかし、クレーマー氏と主治医との会話には、「患者の心の問題」を問う姿勢があった気がしてならない。どちらにしても覚悟はできているつもりだ。

三月九日（金）

一日おきであったり、続けて毎日だったりする枝美佳の訪問だが、この日は午後三時頃に来た。

手術日を伝えると、こう言った。

「立ち合いに、弟の忍さんに頼もうか。確か、まだ映画製作には入ってないって、この前の電話で言ってたよ」

「そうか、そうしてくれるか。今から十五日を予約しておくと大丈夫だろ」

「手術して、退院は……四月のアタマくらいの退院かな。星風会のメンバーには知らせておくべきかどうか……」

枝美佳は、静かに考えながら答えた。

「……黙っていたほうがいいと思う。というのは、誤解されるから……でも一晩考えてからにしたら……」

なるほど、そうかと思った私は、一人になってから、枝美佳の言わんとするところをじっくり考えた。

彼女の言った、「誤解されるから……」という意味は、重大であった。

三月十日（土）

体重は五十五キロ。二十代の頃の体重にもどった。

決められた日課を淡々とこなす。ベッドで瞑想を終えて、散歩に出かけて広い院内を歩き、時折庭に出る。

様々な患者、見舞い客、職員や医療スタッフとすれ違う。

歩いている足が軽い。

元気のない表情の患者に声をかけたくなる。「元気をだそうよ、大丈夫だよ」と……。

何が大丈夫なのか、もし訊かれたら答えられないけれど……。病院内というのに、どうしてウキウキするのだろう。わからない。

何だか知らないが、心配することが何もないし、誰からも拘束されていないし、すべてから解放されたこの感覚は、いったい何なんだろう。

……こんなに、幸せでいいのだろうか……うれしい。……ありがたい……。

何も不満がない自分、それが不思議といえば不思議である。頭と感覚が狂ったのだろうか。

病院の清潔な白っぽい廊下が長く続いていて、角を曲がると売店があり、さらに進むとミーティングルーム。そこを曲がると、数百人が座れる待合室と受付の窓口がずらりと並ぶ。その手前にエスカレーター。入口におばさんが立っていて、乗り降りする人をエスコートし、「エスカレーターでは走らないように…」と優しい声をかける。

そんな中を、好きなように歩きまわって、時折、中庭のベンチで休む。

この充実した時間とワクワク感は、どこから降ってくるのか。はたまた湧いてくるのか。人生でこんなに豊饒《ほうじょう》な時間があったとは……！

宇宙から見れば、消毒された白い箱のような建物に、とらわれの身なのに…。放埓《ほうらつ》とさえ言える、この自由な時間と空間……そこに生き生きし脈動している実感。これを豊饒と言わずして、何と言うのだろうか。

大部屋のカーテン一枚で仕切られた隣りの長身の若い男性の悲しみと絶望を感じなが

ら、不謹慎かもしれないこの多幸感……この日の日記にはそう記されている。説明のしがたい不謹慎な喜びが、時折襲ってくる日々が続いている。

ここで、病床日記から離れ、話は前後するが、どうしても記述しておきたいことを整理しておこう。

第3章

がんになる原因とは

父母ががんだった

いまや、ふたりに一人ががんになる、というが、父も母もがんで亡くなり、両親とも六十代半ば前後の生涯であった。

それだけに、高校生の頃から、がんにだけはならないぞ、と意識していた気がする。長じて「意識の科学」を学び出してから気がついたのだが、がんにならない、という意識は、じつは逆効果であった。そう思うこと自体、がんを潜在意識に刷り込み、がんになる受け入れ体制をつくってしまっている。

とは言え、がんについては、早くから自分なりに勉強した。その意味では、かなりの情報量と知識量だけはあったと思う。

ワールブルグ博士と安保徹博士のがん対策

その一つに、一九三一年にノーベル生理学医学賞を受賞したオットー・ハインリッヒ・

ワールブルグ博士（医師・生理学者）のワールブルグ効果などを調べたことや、博士の発見に関与した「解糖系とミトコンドリア系」の仕組みについて、非常に強く関心をもってしまった。それは、がんの予防と治療に大きなヒントを与えている。

のちになって関東医療学園で学んだとき、国立大学から来た解剖生理学の教授の授業で「ATP」「クエン酸回路」などのエネルギー産生が、生命を動かす仕組みであることを知って、激しく興奮していた。この時、本気で「医学部」に行きたい、と思った。しかし、すでに還暦間近であったが——。

ずっとあとの話。そのときの興奮からきた知識を活用して、星風会が恒例として行う帝国ホテルやシェラトン都ホテルでの「新春パーティー」では、高波動のクエン酸水を配ったりした。命を活性化するエネルギー産生やクエン酸回路の知識の現実化を図ったつもりであった。

ワールブルグ博士の研究は、がんの特徴が解糖系のエネルギーで分裂を繰り返すというものであって、がん細胞は嫌気的であり、高酸素濃度下では生きることができないことを発見している。ということは、運動と食生活によって、がん予防が出来るのだ。

この発見は凄い。これだけでも大変ながん治療の進展に役立つはずだった。

ところが、それと前後して、遺伝子の働きについての解明が進むにつれて、発がん物質による遺伝子の変異が、がんの原因であるという考え方が定説になっていった。そのために、ワールブルグの研究は、その波にのみ込まれていき、一般の目からは消されてしまった。

だが、「発がん物質による、遺伝子の変異」が起きたのががん細胞発生の原因ではあっても、その根本的な治療法が確立されているわけではない。

ワールブルグ博士の研究がなおざりにされた現代、①手術 ②放射線 ③抗がん剤という三大対症療法が定着してしまったし、その中の電子線治療法が高額な費用を伴い注目されてきてもいる。

もし、ワールブルグ博士の説が正しいならば、それをより発展させたと思われる安保徹博士のがんへの取り組みを活用したい。それは即予防にも、病の対応策にもなる。

それらを、私なりにアレンジしてまとめると、次のようになるだろう。

それは――。

①免疫力を落とさない

②低体温にならない
③低酸素になることを避ける
④食事に気をつける
⑤生活習慣に気をつける

この五項目が完全に実行できたら、まず病気にならず、がんなどにならないはずだ。

共通する一つの原因を知ろう

この五項目をよくご覧いただきたい。

もしあなたが、このどれかでも実行していないとすれば、脅迫するわけではないが、早晩なんらかの疾患をもつことになる。発病しないとしても、老化がより早まるといってもいい。

それだけ健全な「生命の維持」について必要な内容だからである。

しかし、この五項目を守り、実践しているつもりが、気が付いたら免疫力低下や低体温になっていたりすることがある。

じつは、賢明なあなたは、もう気付いておられると思うが、この五項目を破壊する共通の一つの原因があるということを――。

そう、それは日常における「ストレス」だと断言できる。

「ストレスこそ、万病のもと」だと言い切ってもよいだろう。

「ヴェーダ」を六年間学び、「意識」の探求をしながら、さらに心理学や生理学、精神神経免疫学など脳科学とともに追求していくと、どうしても「ストレス」に突き当たる。

そのストレス学説を打ち出した、ハンス・セリエ教授は、モントリオール大学、ジョンズ・ホプキンス大学で教えたハンガリー系カナダ人の生理学者で、ストレッサーの生体反応を明らかにした人物だ。

アメリカで、私は晩年のハンス・セリエ教授の講義をビデオで受けたが、ストレスが生体をどのようにむしばむかを実感させられた。

教授は、そのストレスにどのように対応するか、乗り越えるかが生命力と心理・精神、社会的生活における適応力の発揮の仕方に深くかかわり、人生を大きく変えていくと話した。また、片脚を失くした絶望的な男性のストレスについての半生を語った。

その片脚を失ったという強烈なストレスから立ち直った男性自身が、じつはハンス・セリエ自身であったのだ。

学説の深さと、実体験を入れた数時間の講義の構成の巧みさにも感動した記憶がある。

五〇〇分の一の奇跡の男

じつを言えば、二十代に二冊の出版をし、三十代前半、テレビや映画のシナリオ、映像のCM、行動主義心理学を学んでいた関係から教育教材の制作、ホノルル大学や二校の専門学校の講師などで超多忙を極め、結構売れっ子になり、いよいよ本格的にメディアへ登場…というときだった。膠原病のなかのベージェット氏病の疑いで、「五年の命」だと、当時の東京女子医大の膠原病の権威の教授に言われてしまった。ベージェット氏病は、やがて盲目になり、ほぼ五年で命が尽きる病とされていた。

難病で有効な治療法はない、と宣告され、一切の現代医学に背を向けるしかなかった。

「体質だからね。仕方がないですよ。治療法はまだありません」

その言葉に、現代医学へ期待することはやめたのだ。「体質だから……」という言葉が、頭の中でリフレインしていた。

折しも、日活でベージェット氏病を患った若者の恋をテーマにした映画が話題になっていたが、全く見る気がしなかった。

愛と死の青春モノに決まっている、と考えたからだが、そんな悩みにさいなまれている折に、単純なことに気が付いた。

「体質を変えたらいいのだ！」

それから必死になって、「どうしたら体質が変わるか」をテーマに取り組んだ。そのとき手に入れた一冊が、ノーマン・カズンズの「五〇〇分の一の奇跡」だった。

奇跡を起こしたのちに、ノーマン・ガズンズは、アメリカ西海岸にあるＵＣＬＡの教授となって活躍するが、自らの病気が難病中の難病とされ、治癒する確率は五〇〇分の一しかないとされたとき、彼はサタデイレビュー誌の編集の仕事をする超多忙なジャーナリストだった。

その本を、繰り返し熟読した。難病とされる病気は原因不明で、だから治療法はない。

しかし、なぜ発症するかという疑問の、少なくとも一部分の答えはわかっている。

いや、一部分というより、間違いなく発症のトリガーになるのは、ストレスであることに間違いない。

「五〇〇分の一の奇跡」を自ら創り出したノーマン・ガズンズ。それなら、私自身にもできるのではないか。

「体質の改善」から、スタートする。勇気が湧いてきた。このとき、浮かんだことばがこうである。

「自分の運命は自分で創る」

それから二十数年後に立ち上げた星風会のモットーとして、現在もこれを掲げている。

自己免疫疾患の範疇に入る膠原病には、幾つもの種類の疾患がある。共通の引き金は「ストレス」なのだ。

最近でこそ、ストレス解消、免疫力向上のために「笑う」ことを重要視しているが、ノーマン・ガズンズは、すでに五十年近く前にそのことに気付いていた。刺激された私は当然、「笑い」の重要さに気付かされて、その効果を求め出した。

こうしたことをノーマン・カズンズから学んだことが後に、精神神経免疫学という新しい分野の学問に興味を持つことにつながった。

同時に「ヴェーダ」を学ぶことで、その両方から人間のもつ「意識」の重大さに目覚め、アカデミズムの中ではなく、フィールドワークとしての「意識の探求」が自身のライフワークとなった。

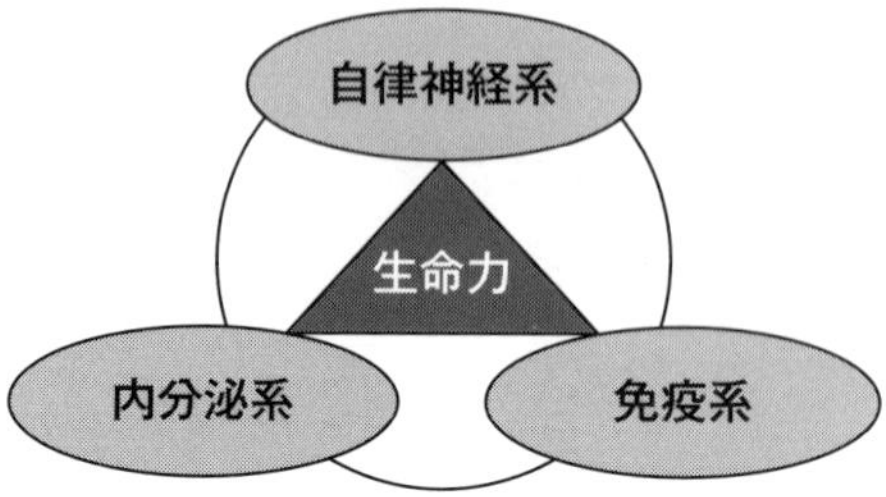

そこで、私が理解した人間の複雑な機能を、非常に単純化して表すと、上のようになる。

私は、私の健康セミナーで健康維持のための要素として、いつも専門的アプローチをやめてシンプルに解説しているのが、簡略化したこの図だ。

大きな骨組みでいえば、この三つの要素はつねに相互作用している。ホルモンやリンパ系の分泌の異常があれば、自律神経の乱れになり、同時に免疫力は低下する。どちらかの機能低下は、それぞれの要素の異常につながることが、簡単にわかるはずだ。

このバランスがとれていることが、生命にとって健全であるのはいうまでもない。

では、ここにストレスがかかるとどうなるか。そのストレスは様々であり、活動を続ける私たちは、それに気がつかないのが普通であって、ストレスの結果によってようやく気付く。

なんとなく疲れたなぁ
足が重ったるいし、歩くのがオックウ
肩が凝ってる
気分が乗らないね
ちょっとイラつく
モノ覚えが悪い
集中力がない
持続力がない
寝起きが悪い
目がかすむ
耳鳴りがする

勘違いが最近多い
下痢・便秘気味だ
落ち込みやすい
悲観的
批判的
最近、怒りっぽい
過体重
頭痛
腰痛

……どうだろうか。どれもこれも日常茶飯事。ごくありふれた状態ではないだろうか。

さらに言えば、風邪を引きやすいことから、一度風邪を引くと治りにくいと言ったことや女性なら生理不順とか生理痛にいたるまで様々な症状が出る。

「手足が冷たい」から、「手足がほてる」までキリがないほどあげることができる。

多分、三十代くらいの体力旺盛なうちなら、重大な疾患として顕在化はしないだろう。

しかし、この状態を積み重ねていくことは、それこそ個人的体質によるが、重大な結果を招く可能性がある。

自己免疫疾患という体質、これをどう変えていくのか。仕事をしながら、ずっと考え続けた結果、最初が「食べたものが身体をつくる」、二つめが「心の状態が体に作用する」、最後の三つめが「環境に左右される」のではないかと位置付けた。

この三つを基本として、ストレスは生きている限り必ず受ける。とすれば、受けたストレスを即解消すること。その方法をマスターしなければならない、と整理した。

いま挙げた基本的なことをベースにしてまとめたのが、66～67ページにある、がんを予防する五項目である。いうまでもないが、この五項目の実現のためにあるのが「適度な運動」であり、それがすべてのベースとなる。

膠原病から脱出するためにはじめた私の体質改善。そのために食生活を探索した結果は、自分の好きなものをやめることにあった。加えて、次に運動である。

■酒・たばこをやめる／それまで酒（アルコール）は毎日。タバコは多いときは一日五箱。

■食事／一日二回にする。化学調味料を一切避けること。特に味の素など。マーガリンやサッカリン漬けのタクアンなど。完全菜食で玄米食。肉も魚も当分避ける。

■一日十キロ走る／これは実行できなかった。実際に走って無理だとわかり、一時間半の散歩に切り替えた。

■環境／時間をつくって自然の中へ。せめて緑の多い公園や近場の山、海へ。気楽な旅行もいい。義理のつき合い、気を遣う友人関係、なかでも同窓会関係への出席は避ける。同窓会の良さもあるが、過去に引き戻される自分があり、元来、同窓会に出たくなかった。老いた友人たちを見ることで、こちらも老け込む気がしてならない。溌溂とした未来の集いなら行きたいと思うタイプだから、案内状がきても無視。評判悪くてもいいと開き直るしかない。それでも気の置けない同窓の友人たちとは、朗らかに会う楽しみはあった。

■仕事の量を減らす／それによって規則正しい生活をすることに注意を向けた。

当初、五年の命と言われたときの重苦しさは、生活改善をはじめてしばらくして、その事をすっかり忘れた日々としてあっという間に過ぎた気がする。

ストレス解消としての、国際的組織の瞑想グループで瞑想をマスターし、いつの間にか初級・中級・上級と順調に進み、そして最後は瞑想教師としての資格をも取得していた。

仕事はさらに順調で、盲人の歌手の伝記小説をはじめ何点か出版した。

気がつくと、膠原病というのは実は疑いだけで、誤診だったのではないか？　と思うほど元気であった。

多分、溌溂としていた。瞑想教師としては完全なボランティアで、国内と海外とを飛びまわっていた。

瞑想は「ストレス解消」が目的で始めたが、教師の資格まで取得するほど心魅かれたのは、ストレス解消は当然として、単にそれだけではなかった。

潜在能力が様々な形で開発されることと、さらに深く「意識」が啓発されるという点に、ノーマン・カズンズ教授の「五〇〇分の一の奇跡」がぴたりと重なった。それが、私にとって瞑想へ傾倒する大きな動機となっていた。

離婚の原因はどこに？

ある年のこと……。

アイオワ州のフェアフィールドで、瞑想の国際集会九〇〇〇人大会に参加した。気学でいえば、そのアメリカの地には、一白水気エネルギーに暗剣という大きな凶の気エネルギーが巡っていた。それを百も承知で参加した。

前にもふれたが、膠原病の心配がなくなったとたん、自分の人体実験を再開していた。

易経を十代からひもとき学んでいたが、そこから生まれた「気学」をまだ信用していなかったし、納得するまで実験したかったのだ。

参加した二八〇名前後の日本人瞑想グループは、予定通り一週間で帰国したが、私は、瞑想のトップグループや現地の物理学者のドマーシェ博士や、国際的マジシャンへの取材や、また仲良くなった現地の方の招待を受けたりして、実に四〇日間、そこに滞在してしまった。みんな親切で楽しかった。

空中浮遊も意識が広がった副産物として可能であり、マジシャンは、これが本当のマジックだと空中浮遊の一部を見せ、招待してくれた家で美しい夫人と歓待してくれた。四〇代の若い学長ドマーシェ博士は、大柄のデップリとした男性だったが、歩く姿がまことに軽やかなのに驚いた。

彼と親しい日本人瞑想教師は、「ドマーシェってネ、自分の脳の構造を自分で見ることが出来るって言ってたよ。いまは全体の構造が詳細にまでは見えないらしい。そうなれば、脳科学に貢献できるってね（笑）」

実は四十日間滞在したとなれば、日本から私の太極は移動する。引っ越しと同じだ。四十日後に帰国した日本は、気学を知る者にとっては絶対に避けたい五黄殺という大きな凶。それを知りながら、往きも凶、帰りも凶というダブルパンチを冒したのである。

一白の凶と七赤の凶である。両方とも愛情問題というのが象意である。

恥をしのんで告白すれば、三度目だが十年間の結婚生活に終止符を打つことになった。仲が悪かったわけではない。彼女が薬科大学に入り、薬剤師の資格を得る在学中に結婚して十年が経っていた。

一回目、二回目の結婚も「七赤」の凶が災いしていた。が、もしかすると、それはたまたま、凶という偶然が重なったのではないかと、考えていた。それだけに、慎重に自分の動きを観察していたつもりである。

そういう過去の体験のあとだけに、薬剤師ほやほやの女性と結婚し、十年もたっての三回目の離婚には、偶然ではない「気エネルギー」の乱波動の凶を実感せざるを得なかった。

このことがあったために、さらに自然な流れとして考えたのは、自己免疫疾患も、幼いころからの「動き」、つまり移動・引っ越し・長期の旅に関係があったのではないか…ということであった。


詳しいことは、「実例と成功気学の効用~人生を左右する実践哲学・気学とは~」にゆずるけれども、終戦時（四才）、東京から南西諸島（奄美）に行き、十八才で、また東京にもどっていた。行った時が私にとって最悪の七赤の凶であった。家庭・結婚の破綻という象意がピッタリあてはまり、三回の離婚という形で現実化した。

遠い距離と長い時間の滞在や移動の気エネルギーは六十年間は波動する。時間とともに減退はしてゆくが――。

誤解されるから公表は……。

ここで、いきなりで恐縮だが、あなたは覚えておられるだろうか。私ががんで入院となった折に、メンバーの皆さんにお知らせしようかどうかと妻の枝美佳に聞いたとき、「誤解されるから……」と入院中の三月九日に語っている。

そこには、重大な意味があると、わざわざ私は書き加えている。

それは、こういう誤解である。

※気学を実践していて、教えているのに、なぜその本人が、がんになどなるの？

⇐

※本当は、気学なんて、効果がないんじゃないの？

⇐

※気学は、能力を開発したり、体質改善に役立つ、と主張しているし、そこが占いとは違うというのに、すべて違うということ？

少なくとも体質の改善には役立っていないじゃないですか。

⇐

もしそうなら、能力の開発に役立つというのもハッタリ!?

こういった誤解が生じることが心配される…という意味である。

もし、そうした誤解が誤解でなく本物なら、本来この書籍のテーマである「西洋医学と実践哲学・気学」の活用によって健康になるということ自体も嘘ということになる。

前に、「重大な意味」と言ったのは、そういうことである。

そうした誤解を生まないためには、「尅気を冒《おか》すという人体実験をしています」と、最初から公表したらよかったのだろうが、気学の効用・活用を説明し、その基本を教えている者の立場としては、学習者に無用の混乱を招くことを避けたくて、公表しないままにきてしまっていたのである。

第4章

医者が知らない「がん」のもう一つの原因

孔子のことばの意味

くどいが、ここではっきり申し上げておきたいのは、実践哲学・気学の祐気・剋気が本当にあるのか。科学で解明されていない気エネルギーの世界であるなら、「体験」するしかないだろう。

そのために最もわかりやすいのは、剋気という否定的な人体実験をやるしかない――とわが身を使って実行してきた、そう幾度にもわたって記述してきた。

そのことを、星風会のメンバーに伝えてこなかっただけに、誤解しないほうがおかしいとも言える。いま、初めて公表しているわけであるが。

ここで、読者のあなたにお断りしなければならない。じつは膠原病で五年の命と言われ、体質改善を目指したときだけは、剋気の実験をやめている。自宅からみた大きな祐気先となる海辺の江ノ島のホテルを借りて、菜食主義を実行した。そのうち高いホテル代を避けるため、部屋を借りて生活した。そこから数カ月後に自宅がプラスの気に満ちている祐気のときに戻った。

そのあとに、瞑想教師の話になって人体実験の再開である。それを知りつつ渡米したとも書いた。渡米して長期滞在が凶。帰国したときも凶であった。元気になって、実験を再開したのだが、さすがに三度目の離婚は、かなりの衝撃であった。

そうしたショックを受けて、あらためて偶然に見える必然の因果関係を考え、過去を検討し直した。

世界の四大聖者とされる孔子の言葉をじっくりと見直した。

「吉凶悔吝《きっきょうびんらん》、動より生ず」

簡単にいえば、いいことも悪いことも、動くことによって生じる。生きているかぎり、必ず動く。とすれば、こうも言えるのではないか。「吉も凶も、あなたの生き方による」。当然と言えば当然だろう。

抽象的に、いいことも悪いことも、あなたの生き方によると言えば、当たり前だと納得するが、「動き方による」となると……色々と意見が割れそうである。

「気あって形となる」とも孔子は発言し、気の存在をモノの根本においていることから、その気は「動」によって、「吉凶」を生ずると考えてもいいだろう。

問題は、自分の気を、どの時間にどの方向の空間にさらすか、である。その時間・空間によっては、心身を邪気にさらして尅気となり、「いい気」（英気）となって祐気になるといってもいい。

易経は、天人地の気を読むことによって、宇宙の意志と人間社会の現象とそこに生きる人間の生き方やあり方に指針を示す。三代・三聖にわたって完成された四書五経のトップに位置する、易経の完成に大きく役割をはたしている孔子である。

「気」に深い洞察があるのは当然なこと。万象の根底に気があってはじめて「易経」も成り立っているのだから、老子・荘子だけが達人だったわけでなく、孔子も当然、気の達人であった。

「気があつまれば生、気が散ずれば死」

という考え方が、東洋医学にある。脳死がどうのこうのという現代医学と違って、「気」によって判定している。

脳も心臓も、どの臓器も量子以下の「気」によって成り立っていると東洋医学は考えているわけで、今後の科学の進展によって、いずれ科学の分野で記述・説明されることになるだろう。

こんな場合、がんになる

前にがんを予防し、がんになってもそれを治すために必要な五つの項目（66〜67ページ）をリストアップした。

しっかりとその五項目を正確に実行したなら、がんを予防し、がんのアポトーシス（自死）を促すだろう。

それは間違いないことだと思われる。

いうなれば、この五項目は、現代医学的なアプローチによるがん予防であるし、罹患したときの有効な対策であるといえる。私自身もそう納得し、その実践にいそしんでいる。

しかしなぜ、自信なさげに思われると表現したかといえば、東洋医学の五行論でいう木・火・土・金・水のなかの**土気の強い剋気を積み重ねると、何らかの理由でその五項目が実行できなくなるか、無効になる可能性が高いからである。**

もしそうなれば、がん発症のリスクが増えていくわけで、五項目を実践したとしても安心はできない。

では、私の場合で実例を示そう。
繁雑を避けるために、私の「動き」について箇条書きにする。

※A大病院に入院した年、二〇〇七年は気学によって左のこんなパターン（チャート）で示される。また、気学の九つの種類の気エネルギーが配置された、この年の盤（年盤）という。

2007年の年盤

		南		
	一	六	八	
東	九	二	四	西
	五	七	三	
		北		

消化器系を示す二黒土気が、まん中の二で示されている。

私がアラスカで消化器系の異常を知って近くの病院に行き、A大病院に紹介状を書いてもらったことを、前に記した。それは、その年の二月のこと。二月の気学の月盤は次のようになっていて、たまたま年盤と同じ。二月二六日A大病院の外来で受付。三月一日に入院。月盤だけを書くと、受付けして

パターン（チャート）＝気学盤（年盤・月盤・日盤）

一	六	八
九	二	四
五	七	三

入院した月も、同じ二黒土気がまん中の位置、つまり中宮にあるとき。自宅からみてA大病院は、私にとって南の六白という大きな祐気の位置であった。

※さて、ここからがポイントである。

年盤と月盤が重なっているけれど、毎年、毎月、毎日、これらは変化する。重なった同じ盤は、たまたまそんなリズムであったと、今は考える。

ここでは、細かいことはおいておき、そんなものかと受け流してほしい。

ところで、前に気エネルギーの流れは、良くも悪くも六〇年は続く、といった。時間とともに低減はしていくが――。

次をみてほしい。私が人体実験として、動いてきた記録である。

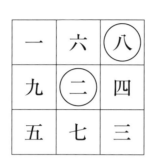

平成元年・一九八九年の二月から、当時の住居・東京都杉並区から、毎月三泊ずつ、兵庫県芦屋の六麓荘町の仕事場に定期的に通っている。この時の年盤が左の通り。

1989年の年盤

南西

一	六	(八)
九	二	四
五	七	三

東京都杉並区から毎月通う宿泊先は、南西の位置で、八白土気の暗剣という、病気でいえば、がんそのもの。さらに本命的殺であるから、そのがんの気を増幅させる力がある。そういう邪気が満ちているところに、毎月通っていたのである。

さらにダメ押しするかのように、当時所属していた団体のトップからの意向で、喜んでこの年の六月と十一月に、オーストラリアの西の、日本から南西の美しい街パースに一週間ずつ行った。

年盤はさっきと同じ。だが六月月盤と十一月盤を念のため書くと次のようになる。

六月盤

南西

六	二	㊃
五	七	九
一	三	八

十一月盤

一	六	㊇
九	二	四
五	七	三

　ご覧のように、またまた十一月盤は、年盤と同じ。日本から見てパースは南西である。

　そもそも人体でいえば、南西は消化器系を意味する。そこに六月は胃腸を示す四緑木気が、十一月は八白土気の暗剣というがんを示す尅気がめぐっていて、加えて本命的殺という生命力を弱める気が、複合的に重なっているところへ行っている。

　繰り返すが、毎月国内でも私の生命力を弱める所へ行き、その上に一万キロ前後もの距離のあるパースの最悪の邪気が波動している地へ二回も行っている。（その後、シドニーやアデレードその他、オーストラリアだけで、数十回は、祐気でも行くことになる）。

　そうした尅気も祐気も、六種類のサイクルで、それらが現実化する。六種類のサイクルが、幾つか重なるときが、祐気であれば爆発的ないいことが起き、尅気なら重症な病気になったり、死にいたる。これらの法則を知らなければ、すべて偶然とされる。

ここで、ページをめくり、確認していただきたい。A大病院に入院した年と月の気エネルギーの配置図（気学盤）と、その原因となった国内の動きと、海外パースに行ったときの気エネルギーの配置図を、じっくりご覧いただきたい。

私の場合、原因もその結果の発病・入院も、たまたま同じ盤がめぐっているので、非常にわかりやすい。結果として現実化しやすく、わかりやすい。

原因があって結果がある。因果関係がはっきりしているといえるのではないか。ただ、科学の法則として記述するには、気エネルギーの正体が科学で説明されない限り、土気の尅気が、なぜがんを発症するのか説明にはならない。だから、人体実験をするしかないのである。

一九八九年に作った尅気という原因（90ページ）が、十八年後の二〇〇七年にその結果（88ページ）であるがん発症として現れたという人体実験上の明確な因果関係である。念のため、東洋医学的なアプローチも一言添えておこう。

土気のひどい尅気を消すには五行論の活用である。すなわち、木尅土という法則を活用して、木気の祐気を大量に採ることである。

ところが、占いから入る人は、そういう発想はなく、相性が悪いの、相性がいいの、で終わってしまう。

この世界は今のところ、人類の経験則を法則として活用するしかないだろう。

時折、半端な気学の知識で、「……私は実証主義者でして、まあ、すすめられてやってますが、気学が本当にいう通りかどうか、ためしてみたいですね」などと格好つけたモノ言いの半インテリ風の人物をみると、「生命をかけてやってみろよ。趣味程度にしかやってネェだろ！　現実至上主義のクセに何を言ってんだい！　謙虚に先人たちの思考や経験に耳を傾けろよ。チャチなお前の時間軸での実証なんざ、屁の足しにもならねぇっての！」なんて啖呵を一度はきってみたい（笑）。だが、笑っておれない。危ない気学の運用の仕方だなと、危ぶみながら期待もしていた勢いのある気学の専門家が、昨年亡くなっているのを、ここパリで知り、衝撃を受けた。

横道にそれた。

ここで言いたいのは、そう、お医者さんも気付かないがんの原因は、じつは**がんになる尅気の積み重ね**もその一つである、ということだ。

そうすると、がん予防や治療のための生活習慣を含めた五つの項目に、もう一つ加えたいのである。

それは、ひどい尅気を冒さない、ということである。**土気系の大きな尅気を冒すと、がんだけではない糖尿病など、様々な疾患を生む。**

一時期、膠原病のなかのベージェット氏病の疑いで「五年の命」と宣告されて以来、「体質改善」に努力を傾けてきたが、まず第一に自律神経系の正常化をどうするかが課題であった。

交感神経と副交感神経が、どちらが優位になっても主体のバランスを崩し、免疫力低下につながる。

そもそも、膠原病は自己免疫疾患であるわけだから、免疫力の低下によって、ベージェット氏病特有の症状がすぐに現れだす。根治療法はないのだから、せいぜいステロイド剤を使う。すると、その副作用によって苦しむ悪循環のうちに、病状は進んでいく。ただ安静にし、ひたすらストレスになることを避けるしかない。

「体質改善」に成功したのか、数年するとベージェット氏病の症状は出なくなり、そのうちにすっかり忘れてしまった。

冷静に考えるなら、自律神経系の乱れも四才の折に、東京から南西へおよそ一千キロ近い引っ越しで、十四年間の尅気を冒した結果ではないか、と疑っている。私にとって尅気であったし、その南西の象意は「神経・精神の安定」であり、これが凶であれば、まず、自律神経の乱れが生じることがわかっている。

そう言えば、小学校の朝礼のとき、何回か胃けいれんで倒れて、救護室へ運ばれ、中学・高校時代は、虚弱体質で神経症的な日々であった。

二十一世紀の科学となるか

だから、色々な方のカウンセリングをするようになって、「不登校」であったり、うつ状態気味の少年少女や、神経過敏とか気持ちの安定しない成人の方々やノイローゼ気味の人には、その人にとって祐気となる年月や日に、南西方面への「祐気」を採ることをすすめる。心理学的方法と併用することもある。

すると、効果が早く出て、穏やかで安定した心の状態をとり戻すことができる。そういう方々をみるにつけ、「気」の世界の、科学で割り切れない妙味を感じる。

しかも、「気」を扱うのは、プロの気功家や特殊な能力の持ち主だけでない、ということとも魅力的である。わからなくても、こうすればこうなる、という「気の動き方」をマスターしているから、病気に対して、気を活用できる。それは決して現代医学のさまたげにはならないし、大いに併用することをすすめたい。

気功によって人間の病が癒えると考えられるのは、その対象である、われわれ人間が「気」によって成り立っているからである。一般には、それに気づかないだけなのだ。

気によって成り立っているから、その気を動かしたり、強調したり、注入したり浄化したりという活用によって、効果が出てくるのは自然なことであろう。

ある科学者と気

いまは居られないが、アメリカ西海岸の豪壮な大邸宅に、中国系アメリカ人の元ＮＡＳ

Ａの科学者がいた。たしかナイロンか何かの素材の開発者だったが、ドクター・ヤオと呼ぶ彼の邸宅で、一週間お世話になったことがある。

　このドクター・ヤオが「気」のわかる方であり、同時に体外離脱（幽体離脱）もできて、お互いにお互いのオーラを測定した。

　この理学博士は、「気」の一つの表れがオーラだといい、そのオーラがにごったり、弱くなってくると「病気」になるとした。

　当然、同じ意見である。しかし、次の質問に私は黙ってしまった。

「ドクター・ムラタ。あなたは、肉体の衣を捨てた後、どの星に行くか、知っているのか。あるいは決めているかい？」

「……」

「そうか。生きているうちに、肉体のあるうちに、どの星に行くか決めておくと、または知っておくと、その準備が出来る（笑）」

「うーん、そうか、そうだね。全くその事には気付かなかったよ、ドクター・ヤオ」

　彼が笑いながら、新書版の英文の本を渡して、こうも言った。

「私のマスターだ。この先生に瞑想を伝授してもらったが、あなたのマスターとはヒマラヤで知り合いかも知れないな。科学者としてNASAで仕事をする前に、瞑想を習っていたのだが、それが役にたっている」

あとは、お互いの体外離脱（幽体離脱）の体験を語り合って、宇宙の星々を巡る話で盛り上がった。

ついで、気は万物のもとであり、それは同時に波動でもある。その気や波動のもとは、「意識」だということで意見は一致した。

ヤオ博士は、自分が発明したものを私にプレゼントしながら、こう言った。

「これは、二十一世紀の科学でないと認めてもらえないが、気の流れを調節できるなど、健康にも空間浄化にも役立つから記念にプレゼントするよ」

手のひらに乗る大きさの、一個一個が緑・赤・青のどれかのドーナツ型の丸いものであった。ポルサーという精妙な気エネルギー発生器だった。

植物のそばに置いておくと成長が早まったりする。自動車の運転席のダッシュボードに置いておくと、燃費がよくなる。

帰国して理科系のKという親友に渡すと、さっそく分解していわく、

「中は何もない、変な形をした空洞です」

しかし、分解はできても二度と修復は出来なかった。七個もらったうち一個は破損して捨て、残り六個は大切に手元に置いてあるが、活用されずに忘れられたままだ。

テレパシー能力⁉

一方、最新の研究では、ＩＰＳ細胞からつくった「人工脳」五ミリほどのものから、受胎後25～28週の赤ちゃんの脳と似た脳波が出たと報道されている。米カリフォルニア大学、アリソン・ムオトリ教授の研究だ。

別の大学では、人間の脳とＡＩのそれとを使って、特殊な方法でつなぐと、脳と脳とが連絡をとり合うことができるということがわかったとしている。

いわば「言語」を介さずに、「脳」と「脳」とが、コミュニケーションをとり合うことができるという実験が、複数の大学で成功している。

やがて人類は一〇〇億人に達するが、「言語」を使わず「脳」と「脳」がつながればコミュニケーションがとれるとして、大きく報道された。

ことばを使わず、相手のことが、スパッとわかる。ロシア語を知らない私が、ロシアの男性二人の言うことがほとんど正確に理解できていて、戻ってきた通訳を介して、その二人にことばを返したときの彼らの驚きようは、今でも印象に残っている。

報道にそっていえば、二人のロシア人男性の脳波を、私の脳が受信していたことになるのではないか。

しかし、一般にはこれを「テレパシー」として、あやしい科学扱いをする。

現代の科学は、物質を物質として扱う「客観科学」であり、今後の科学は、脳の「機能」など「心」や「精神」や「意識」や「気」などを扱う「主観の科学」が探求され、進展していくはずだ。またそうならなければ、科学として片手落ちだろう。

病気に関していえば、当然、いまは客観科学が主体であり、東洋医学に幾分かの「主観的科学」の片りんが見える。

現代医学は「分子」のレベルが土台であって、「分子栄養学」や「分子生物学」が、それがあたかも究極かのように、当然のように受け容れられている。

しかし、科学が発達しても病気は増える一方であり、長寿だと言っても、健康長寿だとは言い難い。

なぜなら、西洋医学が「分子」のレベルを卒業して「量子」のレベルから構築される必要があるからだが、それに気付く医療関係者が、ほとんどいないからだ。五十数年前から「量子医学」の確立を主張し続けているが、その分野の専門家でないためか、犬の遠吠えで終わっている。

しかし、「意識の探求」は量子物理学の進展なくしてはあり得ないし、「クォンタム・ヒーリング」という発想からすれば、分子のレベルを超えていることが、前提となってくる。

平ったく言えば、病は「気」から生じる場合も多く、その「気」の正体は、分子のレベルでは、まず一〇〇％理解できないし、解明することもできない。しかも、気は意識によって左右されるから、その意識をどのように健全化するかを、分子レベルの追求から行うのは不可能である。それは、水をすくうのに、ザルを使うようなものだろう。

老化が進むにつれ、食事もさることながら、意識のありようは、健康長寿にとって不可欠な要素となってくる。これらは、すべて分子を超え、少なくとも「量子」の領域からのアプローチが必要ということだ。

先にふれたように、ＡＩの進展とともに、現代科学最大の謎である「脳」についての研究が、皮肉にもＡＩを超えた脳の神秘を説き明かすシンギュラリティ（技術的特異点）として、二〇三〇年ごろに迎える可能性があるだろう。

「皮肉にもＡＩを超えて」という表現は私個人の見方であり、ＡＩの専門家はあくまでもＡＩにおけるシンギュラー・ポイントを二〇三〇年ごろに設定している。「皮肉にも」と言えるのは、人工頭脳の研究の進展が、「脳」の領域を超えた「意識」の真相に肉迫するのではないか、という私の願望が入っている。

それはさておき、日記にもどろう。

三月十一日（日）

さすがに日曜日は大きな検査はない。体温とか体重とかのチェックくらいだ。続いているウキウキ、ワクワクするような安心感、何かにいだかれ守られているような静かな喜び……これでいいのか。

売店で新聞と週刊誌を求め、中庭のベンチで広げる。切り抜くところを折りまげておく。

いやなニュース、暗いニュースやスキャンダルはやめて、微苦笑するエスプリの効いた文章のページを折り曲げるのをやめて、その場で、丁寧に根元から破りとる。

どの週刊誌からは、この作家とあの小説家で、科学記事ならどんな内容というように、ほぼ決まっている。

人類の未来への科学記事も面白いし、ユーモアあふれるコラムも楽しい。

しかし、そういう内容のものは、量としては、ほんのわずかだ。

数学者の藤原正彦氏の一ページ読み切りのエッセーは欠かせない。そもそも、この数学者のご両親とも小説家だったし、出世作「強力伝」以来、新田次郎のファンでもあった。その新田次郎は、藤原正彦・お茶の水女子大学教授の実父であり、実母が小説家・藤原ていだ。

新田次郎は気象庁に勤務する気象科学者であり、勤務しながら小説を書き、直木賞や吉川英治文学賞を得た方だ。

あまりにもファンだったために、一九八〇年二月一五日に亡くなったが、その前日に、新田次郎の夢を見ていたのを鮮やかに覚えている。

ファンであったり、気になる存在の著名人が亡くなる寸前のことを、私はよく夢に見ている。

おそらく、こうした現象も、意識の科学や脳科学がもっと進展すれば、人間の能力として当たり前のことだということになるのではないか。

大学病院の構内の銀杏の樹の下のベンチに腰かけて、そんなことを考えていると、心の奥が温かくなってきて、ついつい空を見上げてしまう。

まだ肌寒い。

木のベンチから立ち上がりながら、ノーマン・カズンズの、自身の疾患に向き合う姿勢に、深く共感を覚えている自分に気づく。心は身体に作用する。学んだヴェーダでも同じ事をいう。否、さらに深くおしえてくれていた。

細胞には意識があるし、細胞を構成する分子、原子、原子核、素粒子……量子群、量子の場……湯川秀樹博士・ノーベル物理学受賞者が示唆した素領域の場……日本の物理学会が認めたがらないというその理論は、ヴェーダと相通じる。

素領域の場に量子論を当てはめるその空間は、10のマイナス35乗メートルという極微の空間……そこは完全調和と愛の世界。おそらく、おそらく、こういう言葉が出てくるので、日本の物理学会は拒否反応をおこすのではなかろうか。

この究極の世界は、私流にいえば、まさに主客一体の場そのものだ。客観科学と主観の科学が一体となり、融合した場であるはずだ。

「なぜ、お前に、それがわかる！」と反論されるだろう。

じゃ、天才・岡潔先生の研究を研究されたらいかが。湯川博士の直弟子の理論物理学者・保江邦夫さんにお聞きになれば、とお答するしかない。

私の場合の答えは、「体験すればわかります」としか言えない。私に記述ができるなら、とっくに科学者になっている。私の場合は体験するしかない。だから瞑想をし、量子気学を実践していると、開き直るしかない。


自問自答しているベンチを離れ、病棟に向かって歩きながら、こんなに身体が軽く、心ウキウキできるなんて、なんと有難いことだろう。そんな思いが湧いてくる。

三月十二日（月）

「あしたの午後から手術に対する説明があるので…カンファレンスルームへいらしてくださいね」と、カルテ風の用紙を抱えて、いつもの女優似の研修医が珍しく慌ただしくやってきた。見ると、そこには、「直腸がん」という文字があった。

去って行こうとする美女に、慌てて「あのう、ここは！」と直腸がんの文字を指さした。

彼女の慌ただしさに気を呑まれて、正確な言葉にならなかった。

振り返った彼女は、「直腸がん」の下に「疑い」という文字を書き入れて、大急ぎで立ち去った。

……違うのになぁ。その文字を見ながら、呟いていた。

彼女は錯覚をしている。直腸がんの決定に私が不満だと解釈したんだな、と内心思う。

私が言いたかったのは、がんの「疑い」ではなく、がんであることは間違いないけれど、しかし直腸ではなく、私が見たヴィジョンは、「S字結腸のがん」であって、部位が違うと言いたかったのである。完全に、S字結腸だと確信していた。

ま、いいや。手術のときにわかるんだから、と自分を納得させる。

しかし、がんが「疑い」であることに、ほんのわずかでも私が望みを持っていると誤解されたのが少し口惜しい。人柄のいい美女だから、余計にそう思うのかな、とベッドにころがって、高い天井を見上げながら、そんな自分を、もうひとりの自分が冷やかしていた。

そこへ、妻の枝美佳がにこやかに入ってきて、「出来たわよ。手書きの原稿のワード化」と数枚の用紙を手渡してくれた。

主治医や医療スタッフ用に、私なりにまとめた「インフォームド・コンセント」用の質問事項である。

インフォームド・コンセントとは、医師の医療行為には、「患者の承諾・同意」が必要であって、そのために医師は患者へ医療行為の説明をしなければならない義務があるとするものである。

古い時代、日本人の多くは、お医者様の言うことを素直になんでも聞き入れる傾向が強いとされてきた。しかし、現代の若い世代は、権利の主張を堂々とするのかも知れない。

大切なことは、権利とか義務という視点からではなく、医師と患者との「信頼し合う関係」であり、ともに共通の目的への協力関係を築くことだろう。

そのためのインフォームド・コンセントだと私は理解して、主治医の先生に患者側からの質問をまとめて提出したのである。

そこには、私自身が知りたい内容がぎっしり書かれている。医療行為はしないけれども、健康相談や東洋医学的施術やカウンセリングなどのアドバイスをさせてもらうときに、「知らないこと・わからないこと」を自慢気にしてフンゾリ返っている地方の旧家らしい出身の傲慢な方も、千人に一人ぐらいは居て手こずることもある。

理解し合うためには、共に歩み寄りが必要だろうが、「知らない・わからない」のはお前のせいだと言わんばかりの人間もいることが面白い。

知らないなら、何がわからないかを聞くのが礼儀だろう、と思うが、この類の人物には通用しない。…独身女性にそれが多いのは、なぜだろう。

それはともあれ、自分が患者となったとしたら、少しは知識を身につけておきたいし、治療に関して何を、どのように、どの程度、いつ、どうなるか、といった基本的なことは押さえておきたい。

まして、「自分の運命は自分で創る」とすれば「自分の病気は自分で治す」という心構えで、医療の専門家の知識と技術に、専門家にはない自分の何かを加えていかなければならないだろう。

その「何か」が、生活のあり方や心の持ち方など、人間としての生き方にかかわり、実際には医療機関が指導しない領域として、具体的に数多くあるはずだ。

入院中、その事を具体的に整理しておこうと思った。

さしあたり、手術への準備だ。

いよいよ手術だと思うと、やはり、どこか緊張し興奮もする。それでいながら、その心のどこかには、楽しみな要素もあるのが不思議でならなかった。

この夜、じっくり瞑想をした。

ここで、せっかくお読みいただいたあなたの参考になればと、主治医に提出した私なりの「インフォームド・コンセント」を掲げておこう。フォームも定形があるわけではなく、素直に知りたいことをリストアップして並べてある。

どちらにしても、こうしたものの提出によって、病院側・主治医も、こちら側のレディネス（既習知識）のレベルがわかるから、それに合わせて、安心して説明が出来るはずである。

【TNM】　　　　　　　　　　　　　　　　　　　　　　　　　　　　　No.2

T（チューマー）腫瘍のこと　原発巣の情報
　　　　　　　　1～4　深さ、大きさを示す
N（ノード）　　リンパ節の転移の程度　0～3
M（メタシタ－シス）　ほかの臓器の遠隔転移の有無
　　　　　　　　　　0（転移なし）　I（転移あり）

①治療の目的（治療なのか、症状緩和なのか）

②治療法の選択 ―― どのような理由から、その治療なのか

③その治療法で、治療の可能性はどれくらいか
　　　　　　　　再発のリスクはどれくらい減るか

④手術を行なう場合、どんな方法で行いますか

⑤化学療法や放射線治療は必要かどうか　（特に放射線治療が可能かどうか）

⑥行う治療法は、標準治療ですか

⑦治療によって、期待できる効果とリスク
（副作用・後遺症・合併症などは？）

⑧そのリスクに対して、どんな対処法があるのか

―― 手術後 ――

①ガンが、すべて切除できたかどうか？

②再手術は必要か？

③手術後の必要な治療法は？　今後の診察計画

※総合的所見など ――

インフォームド・コンセント　平成１９年　　月　　日（担当　　　　　　　先生）No.１

お願い　お世話になります。

入院して、[redacted]先生はじめ、諸先生や看護師・スタッフの方々の丁寧さ、誠実さ、親切さに驚き、感謝しております。一切をお任せし、お世話になりたいと思います。何卒よろしくお願いいたします。

さて、そこで、総合的な検査の結果についてのご説明、その他即ちインフォームド・コンセントについて、私のほうで正確に理解する能力があるかどうか自信がございません。

そこで、大変、不躾とは存じますが、下記のようにご教示いただきたいことを思いつくまま、箇条書きいたしました。不要な項目は無視なさって下さい。他意はございません。時間短縮のためにも、このペーパーをもとにいろいろとご教示を賜りますよう、お願い申し上げます。

２００７年　３月　　日　村田康一

患者ＩＤ：００８７３１７８８

※ガンだとして ……

１、どの臓器にできましたか？（原発巣）

２、ガンのタイプは何でしょうか？　ガン細胞のタイプ等

・扁平上皮ガン
・腺ガン

３、病期（進行状態）

・０期
・Ⅰ期
・Ⅱ期
・Ⅲ期
・Ⅳ期

①原発巣の部位

②原発のガンの大きさ

③リンパ節への転移

④遠隔転移の有無

大腸腫瘍がどの程度悪いものであるかを評価するには、通常、
組織学的に悪性であるかどうか
癌である場合は、どの程度浸潤し、遠隔転移があるかないか
が重要となります。

現在のところ，遠隔転移の評価は
レントゲン、CT、超音波等で
行われておりますが，細胞単位の
癌細胞の存在を判断する事は
不可能です。

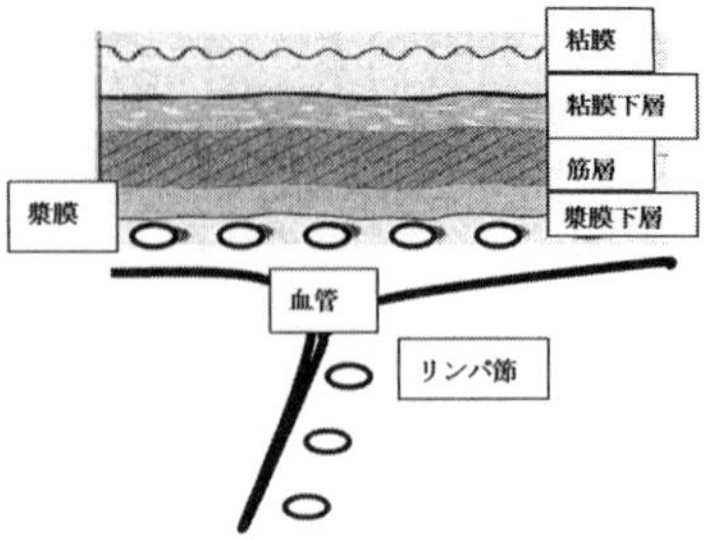

4．進行度

あなたの腫瘍の拡がりは

局所的には：

◇粘膜　◇粘膜下層
◇筋層　◇しょう膜下層
◇腸管外に露出
◇他臓器に浸潤

上行結腸に5cm大の扁平な隆起が有り、同腸に小さな壁変形を伴うことから、癌の合併が否定できません。

遠隔転移は：
（開腹して初めて明らかになることもあります）

①リンパ節：
◇画像上は認めない（目に見えないものは不明）
◇腫大を認める（転移の可能性あり）
1cmを超えるものはありませんが、小さいものは複数有り。転移も否定できません

②肝臓：
◇画像上は認めない（目に見えないものは不明）
◇画像上転移を疑う

③肺：
◇画像上は認めない（目に見えないものは不明）
◇画像上転移を疑う

④その他

説明年月日　　2007年 3 月 11 日
説明者氏名 [redacted]
説明同席者氏名＿＿＿＿＿＿＿＿

《　　　直腸　手術　　を受けられる患者様へ》

この説明文書は、＿＿直腸　手術＿＿の目的、内容などについて説明するものです。わからないことがありましたら、何でもお尋ねください。

A 病状

1．患者様（ 村田康一 様）の病名・病態

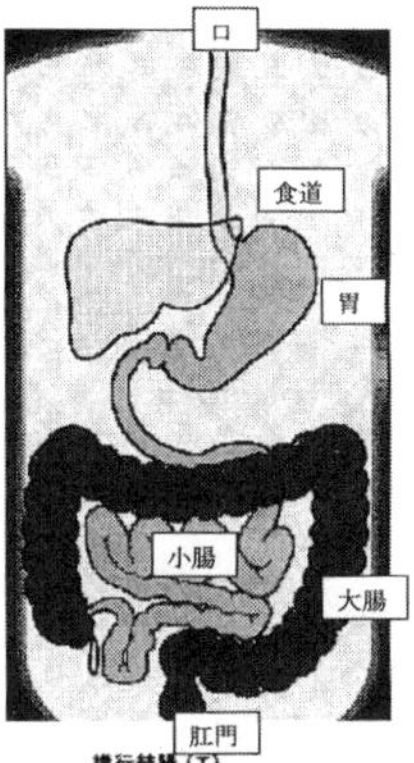

1.　部位

i．消化管における大腸の位置

右図の如く、消化管は口から順に、
食道、胃、小腸、大腸を経て
肛門につながります。

ii．大腸内の位置区分

右図の如く、大腸は口側から順に、
◇盲腸　◇上行結腸　◇横行結腸
◇下行結腸　◇S状結腸　◇直腸
と区分されます。
直腸は大腸の一番肛門側にあり口側から
以下の3部に区分されます。
肛門括約筋の部分は肛門管と言います。
あなたの病気は
◇上部直腸（Rs）
◇中部結腸（Ra）
◇下部直腸（Rb）
◇肛門管
に存在します。

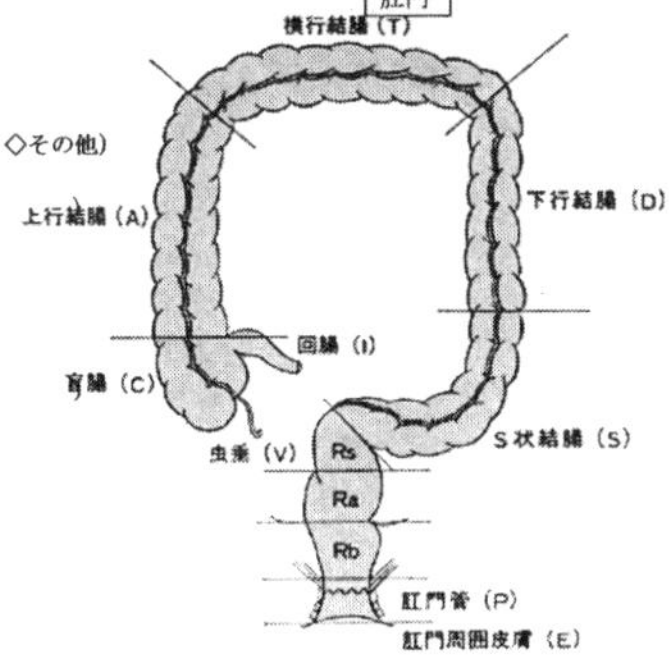

2.　病名　　病気の種類としては
◇腫瘍
◇良性・◇悪性（◇癌・◇その他）
◇炎症
◇その他（
であると考えられます。

診断根拠は
◇組織検査　◇画像
◇検査データ　◇症状
◇その他（
です。

3.　症状　　◇便潜血　◇検診
◇便通異常　◇貧血　◇腹痛
◇腹膜炎　◇閉塞
◇その他

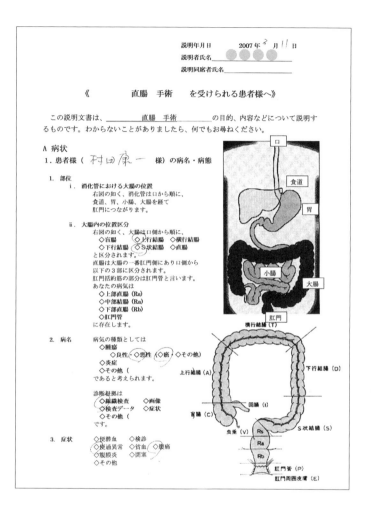

三月十三日（火）

主治医のA先生が丁寧な説明をして下さった。よくわかる。私が提出した質問を書いたインフォームド・コンセント用の用紙も並んでいた。それよりも、さらに詳細な治療内容や症状と同意書を含めて、十一枚綴りの文書としてまとめられていた。

読みつつ、説明を聞きつつ、一つ一つ納得した。最後にサインをした。よし、これでいよいよ手術だ、と気持ちが高ぶってくる。

そのあと、男性のバンカラ風・研修医の指導のもと、女優似研修医が、私ののどに、首・鎖骨周囲への「中心静脈」に注射をするという。濃い点滴による栄養補給を行うためのもの。手術後に使う準備だ。

これは、看護師にはできない。手術と同じだから医師が行なわなければならないという。

優しい彼女に出来るかな…と目を閉じたが、全神経は自分の首の根元の女優研修医の手元に集中する。

「スミマセン、ちょっと我慢して下さいネ……」

言わない方がいいのに……おっと、それにしても、痛てて……と心の中で。優しい指に力が入る。私の首の血管が右に左に逃げている気がする。

彼女の必死さが伝わってくる。すると、バンカラ研修医が、大きな元気な声で言う。

「ウン、そこは血液が吹き出してもいいからネ、思いっ切り、やるんだ！」

と、別の方向に顔を向けて、別の仕事をする振りをしながら、わざとラフに言ってのけた。……血が吹き出る⁉

急に指に力がこもり、痛みが増した瞬間、「ハイ、出来ました」

「中心静脈注射」…恐らく一生忘れない注射となりそうだ。

緊張が一気にゆるんだ瞬間だった。

目をあけて、彼女に言った。

「……五回射した？」

「ウウン、三回でしたよ（笑）スミマセン、もう大丈夫ですから」

心なしか、彼女の顔が輝いてみえた。けれども、何がもう大丈夫なのだろ？と怪訝に思ったが、それ以上、追求しなかった。

三月十四日（水）

いよいよ明日だ。待ちに待っていた。

わくわくするな。ドキドキもする。

でも、悪くない。これでいい。

枝美佳が来て、「手術が終わったら、個室がとれたからね」と、ささやいて帰っていった。

呼吸法や瞑想を、完全にマスターしていてよかった。

手術前の準備
※各種検査
※禁煙・呼吸訓練
※点滴　中心静脈による栄養
※腸管内の清掃（禁食・下剤内服など）

※剃毛

この剃毛は、当然、手術のさまたげにならないように、余分な体毛の処理をする。このとき、いつもの三十前後の看護師さんが現れて、「ご自分でされますか?」と容器とカミソリを示された。自信がなかった。

「いいえ、お願いします」

と、頼むしかなかった。

私は覚悟して目を閉じる。そうしながら、こう思っていた。

……このプロの人たちにとって、もう私の身体は、「私」を除いた物理的存在でしかないのではないか。手術をするにしても、体毛の処理にしても、対象としての肉体というモノでしかない。「私」という存在の「容器」、肉体という「器」であり、その入れ物の不具合を治したり、掃除をしたりする。

その間、「私」という存在は「私」の容れ物の補修を、プロフェッショナルな方々に任せるしかない。

その方々の仕事の邪魔を、「私」が私の都合で、あれこれ言ってはならない。

「私」がやるのは、貴重で大切な「私」の器の補修を、プロの方々が心地良くできるように、信頼し協力することだけだろう。

臓器そのもの、体毛そのものが「私」ではなく、「私」という生命を宿す大切な乗り物と言ってもいい。

「私」という生命の「乗物」をピカピカに磨いてくれる医療スタッフや主治医の先生に、有難うございます、と言うしかない。

エンジンだけでなく、自動車の路面にあたる車体は、汚れ傷ついている。マフラーだって、車体の裏側だって、激しく走り、悪路を幾度も通過しているのだから……。

その車を整備のプロが見てくれるというのである。ドライバーとしての「私」は、ゆだねるしかない。生殖器も体毛もさまざまな臓器のパーツ・パーツは、全体としての調和を保つ構造で、「私」という得体のしれない形のない生命を健全に運んでくれているのではないか……。

……じつは、数日前から、私はそう考え続けている。

ピカピカに磨かれる車。

生命力を吹き返して、わくわくしていく自分……そんな事を、あらためて考えているうちに、眠ってしまっていた。

三月十五日（木）

いつものように目覚めると、映画監督の弟の忍と枝美佳がすでに来ていた。

「元気そうだね」

忍は、ぽつりと言って微笑している。枝美佳は「うん、大丈夫、大丈夫……」と、二人とも言葉が少ない。大丈夫というリフレインは、枝美佳が自身に言い聞かせてのことだろう。

ふたりに見送られて、四階のオペ室にストレッチャーで私は運ばれて行った。

広い明るい手術台で麻酔を打たれて、私は深い闇の中に入った。

……………………。

三人の、なぜ三人なのだろう、丸々とほっぺの輝く真っ白な服を着た十代か二十代に見える看護師が、私をのぞき込んでいる。しかも、今まで一度も見たことのない澄みに澄んだ瞳の三人。あれ、いつもの看護師と違う……新入りさん…？

それにしても、どうしてそんなに若いの？まるで子供みたいだ……鈍い頭でそう思っていると、それぞれ三人が話している。

……ホラ、見て、キレイよ！

……ホント、キレイね！

……ああ、キレイ、キレイ！

私は、なんのこと？と問いかけようとしたが、黙っていた。

「村田さん、村田さん！……どうですか？ご気分は！」

ぼんやりと主治医ののぞき込む顔が見え、次第にはっきりしてきた。

「奥さん、ご主人、気がつかれましたよ」と、主治医の先生が、枝美佳を振り返っていた。

気がつくと、酸素吸入器が顔に取り付けられていた。

目だけ動かして、私はさっきの三人……ほっぺの輝いている、幼く見える三人の看護師の姿を探した。

どこにも見当たらなかった。主治医にあとで聞くと、最初からいなかったですよ、と言われた。

三月一八日（日）

個室はさすがに快適であった。

腹部にチューブがささり、中心静脈栄養の点滴は続けられていたが、ベッドから見える窓を通した風景が気に入っていた。

どこかで見た記憶の風景だ……日本ではない、どこか外国の街……思い出した。

……そうだ、ボストンの街……。

三月一九日（月）

すでに流動食がはじまっていて、経過はすこぶる良好。手術後は「ガスが出たかどうか」を看護師さんから何回もチェックされ、「出たよ」というと、「よかった、よかった」と喜ばれた。

とにかく歩きなさい、と幾度も促されて点滴の器具を引っ張って、いつもの構内を歩いた。

だが、さすがに距離と時間は短くなっていた。

三月二〇日（火）～二四日（土）

特段、変わったこともない。

看護師さんたちが、三、四人、入れ替わり、立ち替わり現れて、それぞれ定期的なルーチン作業をする。

新人が多いのだろうか。季節柄、そう思えるほど色々と顔ぶれが違って、やってくる。

採血が、そのうち恐怖になる看護師さんがふたり現れる。

ひとりは可愛い顔をした二十四、五才と、もうひとりは細くて背の高い六十代に見える年輩の看護師だ。

若いほうは、愛嬌はよくて顔は可愛いが、血管をとらえられず、静脈に青アザがかなり目立つように残る。……もっと練習してから来て欲しいな、と思うが、私自身がその練習台かも知れない……あきらめる。

年輩の看護師には、何回か内心で立腹していた。必ず説教付きの採血なのだ。……とにかく、歩かないとダメですよ。駅のふた駅くらいはネ……それに、あら、あら、なかなか、刺さりにくい血管だわネ……痛い!?　しょうがないでしょう……そもそも、血管がモロイのよ……。

こういう看護師にあたるのは、運命だとあきらめるしかない。まあ、逆に先方からみれば、「仕様のない患者だねぇ」と、その運命をあきらめているのだろうが（笑）

三月二五日（日）～二七日（火）

普通食にもどっていたが、何も不満はない。

ただ、悩まされたのは、便秘気味であり、お通じがなく苦しいこと。

そんな時のみ、あの説教看護師のことばがよみがえる。ふた駅ぐらいを歩くことですよ、と。時計を見て歩いたが、三十分前後しか歩いていない。四十分に増やした。

それほど効果はなく、腸の蠕動運動を促す器具を、個室に持ち込んで、それに乗ってテレビを見ることにする。

困ったことのもう一つ。身体の尿道の正中線上の会陰部にかけて、間欠的だが痛みが走る。手術の折にチューブを通した際の後遺症であろうか。

我慢できないほどの痛みではないが、痛みが出ると、つい背筋が伸びる。持続性はなく、二、三秒で消える。

主治医には何回か報告していた。先生は黙って聞いていて、深くうなずいてはいたが、何もコメントはなかった。様子を見ようという事だろう。

三月二六日（月）～二九日（木）

この科のトップの教授の回診日。主治医からは前にも回診日は病室におられたほうがいいですよと、軽く注意を促されていた。

映画などでみるように、何人もの関係者が一緒に病床に訪れる。説明を聞きカルテを見て問題がなければ、患者に一言か二言声をかけて次へ行く（ようだ）。

ベッドにすわって、その回診を受けたが、「順調ですね」の一言で済んだ。

別の日、主治医と女優似研修医のお二人の先生が、定期回診で病室に来られた。そのときも、尿道の正中線の間欠的な疼痛を訴えた。話し終えたところ、たまたまその疼痛がきて、「ウッ」とうなった。

主治医は、「あっ、今のがそうですね」

と確認をする。

「ええ……。これは、幻視痛の一種でしょうか？」

というと、温厚で常に寛大な先生が、まさに反射的にピシャリと言い切った。

「そこまでいっていません！」

その迫力に押されて、黙ってしまった。

……そうか、それならいいや……もう少し、様子をみてみよう、と自分に言いきかせる。

研修医が、「お通じはいかがですか？」

と、とりなしてくれた。

「まあまあ、です。油断はできないですけれど（笑）」

主治医は深くうなずいて、研修医を伴って、「では、また」と手短に言い、病室を出て行った。

月曜日の夜、私服の女優似研修医の先生が、こつ然と現れた。びっくりする。

「スミマセン、久しぶりに妹と会ってまして、時間外だけど、お見舞いだと思って下さい（笑）」

と、笑いながら言った。昼間やるべき簡単な処置をして、ホッとした普通の年頃のお嬢さんの顔つきになっている。

「妹さんも、ここの大学ですか？」

「はい、そうなんですよ。結構、大変だったみたいで……」

「優秀だなぁ、同じ医学部？」

「ええ……もう、いまから進路をどうしようかと相談されちゃって……」

「先生ご自身は、どうなさるんですか？」

「うーん、迷ってます。けれど、産婦人科でしょうかね、多分。村田さんが定期検診かでここへ来られたら、きっと、産科のあたりをウロウロしているかも（笑）」

「頼り甲斐のある優しい先生として評判になりますよ」

「そうなりたいです（笑）」

あ、そうそう、また忘れるところでした。四月七日、確か土曜日ですが、村田さん、退院だと主治医の先生、おっしゃってましたよ。よかったですね」

「おお、そうですか。うれしいな。本当にお世話になりました」

ベッドで深々と頭を下げた。

挨拶して病室を出て行く彼女を、ベッドに腰掛けて見送った。廊下まで見送ろうと思ったけれど、ひらりとドアの外に消える後ろ姿を見送るだけにして、コツコツという足音が遠のいていくのを聞いていた。

四月七日、桜満開、バンザーイ！　ついに退院だぁ！

しかし、会陰部あたりの疼痛は、間欠的にあって、その都度、ウッとなる。

主治医は、男性機能はうまく温存できましたからね、と伝えてきたと、枝美佳から聞いた。

本人の私に言わないところがミソかと思った。本人に伝えなくとも、本人がそれを知っている、ということか。

四月六日（金）

さわやかな日。

退院の挨拶を簡単にすませる。それぞれ、慌ただしく動きまわっている。退院だと決まったとたん、見慣れた風景やシーンが、何か懐かしいけれども、どこか遠い世界のように思える。

いずれ通院することになるが、病室にはもどらないだろう。たぶん。

四月七日（土）

事務処理を済ませ、ひっそりと退院した。A大学と病院は、わたしの自宅から散歩圏内の距離である。枝美佳の車で、あっという間に着く。

ベッド代わりに、前もって敷かれた羊毛のフワフワのふとんの上に座って、両手をあげて思いっきり背伸びする。

入院中に手に入れた、手のひらに乗るようなトイ・プードル。枝美佳が名付けた「イースト・ビッグ（東・大）」、通称イーちゃんが、ころころと腰の上に乗ってくる。

「あした、朝十時半ごろの出発でいいの？　からだ、大丈夫？」

と、枝美佳が聞く。スーツケースの準備も出来ていた。

「全然、大丈夫。それでいいよ」

実は、千葉の銚子、犬吠埼にあるリゾートホテルを、事前に予約してあった。

枝美佳には、生後数カ月のイースト・ビッグを連れて、そのホテルに下見を兼ねて泊まってもらっていた。

主治医には、退院した次の日、近いのですが、二、三日旅行に行きます――と報告はしてあった。

主治医の先生は、一瞬ことばを失ったように、えっ⁉ とした表情で、私の顔をじっと見つめた。

ことばはなかったので、「本当にお世話になり助かりました。これからもよろしくお願いします」

と、頭を下げる。

先生も会釈を返しながら、「どうぞ、無理をなさらないで下さい。何かあれば、緊急の電話番号へ、遠慮なくお電話下さい」と、深くうなずいた。冗舌ではないが、キチンと説明するときは、理路整然と、しかし温かく語る。医療スタッフにも人望があついのがわかる。篤実な人柄なのである。

四月八日（日）

日曜日の朝。

晴れている、桜が満開。

都内を抜け、東京湾を横断する。

海底トンネルをひたすら走ると、左右が東京湾の海ほたるに、枝美佳の運転する車は滑り込んでゆく。

膝の上の「イーちゃん」は、窓から外を見たがる。

ウキウキしながら「イーちゃん」を抱きかかえようとしたとき、ウッと疼痛が走った。ここへ来るまで二回、これで三回目だ。

「銚子の犬吠埼に行くには、遠回りだけど、お天気いいし、気分よく東京湾を横切ってみたかったのよ。左右、海だよ。ここを過ぎたら、田舎道と田園の中、そこを通って、銚子に向かうね。じゃ、ここで休憩……！」

その夜、太平洋がすぐ前に広がる、小高い丘にある「ルネッサンス・ホテル」の二階の広い二間の和室で夕食。ここで四泊するのだ。ワンちゃん同伴ＯＫなのだ。

仲居さんが部屋に夕食を運んできた。

お膳に並べられたいっぱいの料理……。

病院食に慣らされていた私がびっくりしていると、枝美佳が、

「そんなに驚くことはないよ、体にいいものだけいただいて、残したらいい（笑）」

そこへ、熱燗のお銚子。

「おい、ウソだろ⁉」

うれしい声をあげる。

「ハッハッハッ、退院祝い。ハーイ、おめでとうございます！」

乾杯する。枝美佳は、酒・アルコールは一滴も飲めない。が、形だけの乾杯。

盃になみなみ入った日本酒を、ぐっと飲もうと口に含んだ瞬間、「ゲェッ」となる。

いくらかのどを通ったかもしれない。

しかし、呑めない。思わず、水のグラスにもどす。いくらか入った酒が、胃の中で焼けるような熱さに感じられた。

がんには、絶対の禁酒・禁煙であったのだが、退院祝いのひと口だった。

超多忙な生活に戻る

ここで、もしこの記録のように、ハッピーエンドで終わったならば、よかったはずだ。退院祝いができて、そのまま日常の生活と仕事にもどれて、ずっと元気に過ごせたなら、おそらく、本書は生まれなかったはずである。

やがて私は、入院前の生活のリズムにもどっていった。懲りたはずなのに、のど元過ぎると熱さ忘れる…で、退院して二カ月もすると、以前より多忙を極めた。

幼いころから、虚弱体質と言われてきた気がしたことと、両親が六十代で亡くなったことから、「健康」については、ずっと追求してきたつもりである。「あいつは医者か弁護士になるだろう」と噂され、父親からは「科学者がいい」と望まれていた。

しかし、現実はそのどちらでもない。一時期、脳科学を中心としたサイエンス・ライターのはしりとして活動してきたし、その分野における書籍を何冊か出版もしてきた。

私にとっての「健康」「脳」への興味・関心は、行きつくところ「意識」であった。その現実的一部が心理学であり、健康科学ということであって、たまたま両方とも博士号も得られた。それだけに「健康」に関する追求は、人一倍してきたつもりであった。

しかし、それはあくまでも「つもり」に過ぎなかったことを、あとで、痛いほど悟らされることになる。

ここに、懺悔と反省の気持ちをこめて「つもりちがいの十か条」を掲げておこう。

高いつもりで低いのが　教養
低いつもりで高いのが　気位
深いつもりで浅いのが　知識
浅いつもりで深いのが　欲望
厚いつもりで薄いのが　人情

薄いつもりで厚いのが　面皮
強いつもりで弱いのが　根性
弱いつもりで強いのが　自我
多いつもりで少いのが　分別
少いつもりで多いのが　無駄

何かあるたびに、これを持ち出している。

医療番組のテレビによく出演している丁宗鐵先生に何回かお会いしたことがある。メディアにまだ登場していないころだった。「星風アカデミー」誌用に対談させていただいた。そのあとから、メディアへの露出が目立つようになった。

そのときの丁先生のことばと考え方が、今でも脳裏に強く焼き付いている。

「運命があるものとしてですね。個々人、その総量が決まっていて、どの時期にそれを使うかですね。

たとえば、子供から青年期に病弱な人は、逆に老壮期に元気で長命とかね……強壮な青少年期だった方は中年期以降、それほどでなく、弱ってくるとか、ですよ」

わかる気がする。たとえば、生物にとって一生の呼吸数が決まっているという説がある。細く長くそれを使うか、太く短くそれを使い切るか、で寿命が決まるということだろう。十代や二十代のころ、よく読んだエッセーの中で、何人もの著名な作家たちが、「マージャン」の勝敗について語っている。

「勝ち続いたりして、ツイているのが続きすぎると、自分の運の総量から、どんどん、運という生命エネルギーが減っていく、そんな気がしてならないんだ……」

と、マージャンや競馬で勝つというときの、著名な小説家や芸術家たちのそんな告白を聞くたびに、感動したものである。

さすがに、メタ認知能力の高い優れた方々だ。直観力と洞察力と分析力の鋭さ――。そう感嘆しながら、長ずるに及んで、それだけだろうかと思うようになった。そうした著名な方々や生物学上の知見に対して、不遜にも、私の立場からはそれに加えるべき一つの見解があった。

その衰えていく生命力に、新たなエネルギーを注ぎ込むことはできないのか。大雑把に決められている運命の総量に、新しいエネルギーを注入するということだ。気学の実践がそれであるわけだが、そうなれば「運命は自分で創る」ということが可能になる。

もしそうなら、実践哲学の気学は、占いではないし、その分野に入れるべきではない、と強く思うようになった。

占いは、結果を予測または予知する技術である。それゆえに、当たるか当たらないかが大切である。それに対して気学は、望む結果の方向を設定して、自分自身の主体性・生命エネルギーを活用しながら、自分自身で進んでいくテクノロジーである。

そのプロセスをチェックし、フィードバックを行い、それを次のステップに活かして、さらに発展を目指す。目的成就にいたるプロセスを楽しみつつ、いかに生きるかといった、生活態度の祐気的な在り方が問われる。

生活自体が祐気的か尅気的か。その積み重ねが心身に影響すれば、健康問題や能力の開発となって表れる。そして、人間関係や社会生活に及んでいく。すなわち、個人から社会・環境へと、次第に大きな広がりをみせていく——。

詳細は、拙著の「実例と成功気学の効用~人生を左右する実践哲学・気学とは~」（エスクリエート刊）にゆずるが、気学のユニークな点は、個人の欲求からスタートして、自然に社会の発展と調和に貢献するはたらきがあるということだ。

いうなれば、現実的社会でも有効であるところから「成功気学」と名付けてもよく、この現象の物理的世界の根底にある領域を量子的レベルから作用し、時空間を超えて相互作用するところから、「量子気学」とも称していい。

それだけ実践哲学・気学は、多彩なあらゆる現象世界の根底に通じている一つの法則であるわけで、どの分野においても、ビジネス上の成功から、政治や経済の分野を問わず、心身の健康問題と同様に活用できる汎用性をもつ。

わかったつもりの恐ろしさ

こうした気学への傾倒をみせながら、事実は「つもり十か条」に、私自身がピッタリ当てはまっていた。

本書を書いている今、それをつくづく感じている。

昨年十二月二十日、ここパリに来て、ホテルに滞在、年明けて一月八日（火）。ホテルの裏側にある「スタバ」は歩いて二分弱か。会員制の個室もあるユニークなつくり。これを書いているところは個室ではないが、十人用の部屋で図書館のような大テーブルにスタンドがあって、原稿を書くにはピッタリだ。

自分の誕生日一月十六日までには、これを書き上げる、と決めて書いているが、当時の記録・日記をみるにつけ、重大な手術を二回も受けながら、自分がいかに「わかったつもり」でいたかが、今になってつぶさに見えてくる。


健康に関する知識、がんに対する対応策と予防の知識……これまで述べてきたことに間違いはない。おそらく、最新の一つの見解として、決して的はずれではない。むしろ、先端の知識といってもいい。


だが、それは「知識」を知っている、ということであって「わかってはいなかった」、つまり「わかったつもり」にすぎなかったのではないか。まさに、つもり十か条だ。

賢明なあなたは、もうおわかりのように「わかった」という事は、ある新しい知識や知見に対して**正しく理解したときから、「行動に変容が起きる」ことを意味する。**

とりわけ、「健康」とか「能力開発」とか「人間性」とか「生き方」などの、実人生にかかわる知識は、そうでなければならない。

絵に描いたモチであってはならない。空理空論はアタマデッカチ人間になるだけで、百害あって一利もなしだろう。

「行動に変容が起きない」わかったは、「わかったつもり」にすぎないのだ。がんの予防法、がん再発の予防対策、がんになる原因……などなど、いくらか知識があっても、実行しなければ無意味だ。

まあ、もっと簡単にいえば、退院後「生活習慣が変わらなければ」、元のモクアミ、ということである。

じじつ、私がそうであった。

四月七日に退院し、翌日には、気学でいう祐気の次元層採りを、千葉県・銚子の東方位に枝美佳とともに開始した。

二つの理由があった。

一つは、退院した月が、自宅の方位にマイナスの気（五黄殺）が巡っていたこと。それを避けるため、十カ月間、ホテルに通った。

二つは、これまで幾度も説明してきたように、気学的ながんの原因となる土気の大きなマイナスの気を消すためである。休養を兼ねてのことだった。

これを軸にしながら、仕事を再開。東京を中心に、大阪・京都・北海道・沖縄と巡ってカウンセリングと各種セミナー。さらに、海外への祐気ツアー、月刊誌やその他の原稿の執筆とフル回転をはじめていた。

なぜか、入院中にすっかり休養をとった気分になっていた。手術後の短くなった腸の関係もあって、便秘と尿道正中線上の疼痛で苦労はしたものの、退院後しばらくすると、その両方ともすっかりよくなっていた。

地方でのセミナー、カウンセリング。終了後の飲食に必ずアルコールが付く。元々、赤ワインに凝っていたこともあり、ビール・日本酒・赤ワイン。焼肉もうまい……といった日々が続く——。

何よりも厳しいと思ったのは、移動が多いなかでの睡眠不足であった。炎暑のとき沖縄では、地元の方の案内で米軍基地に案内され、米軍キャンプの売店で渡された氷入りの大型のコークを飲み、その夜から二日間の腹痛。一人ホテルで苦しんでいたこともある。

冷たいものは控える——つもりが、すすめられると手が出る。

心のどこかで、アルコールはそろそろやめなければ、と思いつつ、「その気になれば、大丈夫、すぐやめられるから……」と一方では呟いている自分——。

Ａ大病院には月に一度、定期検診で通う。

その都度、検診結果の用紙をいただく。その数値を見ながら、安心し、次第に体重も増えていく自分に自信をもち出した。

検診で現れる数値に安心するな

二〇〇八年、六月。この月から十カ月間だけ、毎月ほぼ一週間の日程で、ニューヨークへ通い出す。

完了予定は、二〇〇九年三月。

これも、気学的発想である。

これまで私は、自分のがんの発症の原因を大きく二つ挙げていた。先にふれてきた内容を、二つにまとめるなら、次のようになる。
※現代医学が指摘する事柄。生活習慣の欠点。食事・運動・ストレスなど（低体温・低酸

素などワールブルグ博士・安保徹博士説の一切を含む）

※東洋哲学・気学上の理由。最悪の邪気とされる土気の尅気（五黄殺・暗剣殺・本命殺と本命的殺など最凶の尅気）

この両方の原因によって発症した、と私は自分のがんをとらえている。

しかし、一つ目の西洋医学的事柄に関する知識は、一般の方より人一倍も知悉しているという自負があり、ある一部に関しては医師並みの実力があると、完全に自惚れていた。恥ずかしい限りだ。

これまでも何回かふれてきたが、東洋哲学としての実践気学に関しては、仕事を兼ねて、自分自身を使い、尅気を冒す実験を重ねてきている。

しかも、長距離で、回数が多い。東京からみて国内なら沖縄、鹿児島などの最南西。海外は、やはり仕事を兼ねてだが、パース（日本から最南西方向、シドニーからは西）などへ、それぞれ何回も行っている。

決定的で致命的なものには、四才から十八才の、南西である東京からの移動で、南西諸島の奄美大島への長期滞在と遠距離であろう。

虚弱体質とされたし、一時期はベージェット氏病の疑いで膠原病の発症に悩んだ。すぐ下の妹は岡山県・倉敷市に嫁いでいったが、十年近く寝たっきり。やはり難病で、国内では数例しかないと言われ、四十代で亡くなった。

生まれたばかりの彼女は、私と一緒に奄美に尅気で引っ越していたのだ。

映画監督の弟は、奄美大島で生まれ、東京で育っているので、奄美の尅気とは無縁だ。頑健そのもの、渡米して苦労はしたものの、病気で寝込んだことはない。

私にはこうした背景があったため、退院して元気になるにつれ、千葉県の犬吠埼あたりの距離では間に合わない、と感じていた。

退院の直後、毎月東の犬吠埼のホテルに通ったのは、さらに遠くへ行くための予備的訓練でもあった。

不思議なことに、十カ月目の最後の犬吠埼のホテルは、私たち夫婦が満了する月に、ホテル自体が閉鎖された。

当初から、それを予測はしていたが、あまりにもこちらの次元層採りの終了とピタリと一致していたので驚いた（似たことがよくある。シドニーのホテルと日本海側の小浜市のホテルもそうであった）。

そこの支配人とは仲良くなっていて、時折カウンセリングを行ってもいた。いつの間にか地元の評判となって、毎月、数人のカウンセリングをした。むろん、この時は無料であったためか、人数が増えるので予約制にしたが、退院後も西日暮里の自宅へお見えになったり、電話がかかったり、深刻な相談が増えたのを覚えている。

予定どおり、毎月行くニューヨークの同じホテルに、ブルックリンに住む、日本人には珍しく大柄の若い男性がヒーリングに通ってくれた。

終えると近くの和食の店で、日本酒と刺身と天ぷらを楽しむ。

「一時帰国したとき、コラボでヒーリングを東京・大阪・京都でやる」ことも約束したが、私ががんの手術直後だとは言っていなかった。

すべてが、順調だった。

八月の暑い盛り、A大病院の定期検診。

主治医が、「九月にはＣＴを撮ります。一応順調な経緯ですね」といいつつ、血液検査の結果の用紙、二枚を手渡す。

数値をみながら、炎症も腫瘍マーカーにも異常がなく、ホッとしながら、私は言った。

「どれも、正常範囲なんですね」

「そうです。でもね。この数値がすべてならいいんですが、そうでない場合もあるからちょっと、やっかいです……」

四十代を少し出たくらいの篤実な印象の主治医は、珍しく感想を述べた。

その感想は現実のものとなった。

検診の数値はアテにならない……!?

九月のＣＴで、肝臓への転移が認められたのだ。

主治医は「ウーム、まず間違いない、と思います。たまたま、研修医の立ち合いの実習も兼ねてですが、教授がじきじきにエコー診断もしたいというのですが、いいですね」

「もちろん、お願いします」

指定の日、教授自ら担当し、数十名の研修医の半円の中で、私の腹部のエコー検査がはじまった。

エコーによる腹部、特に肝臓の映像が大きなモニターに映し出され、教授の手元の動きにつれて映像が明瞭になったり、消えたりする。その動きを、一つひとつ丁寧に解説していく。いつの間にか、私自身が研修医になっていた。

鮮明な場合とそうでない場合、手元の角度、腹部への圧の加減、部位によって微妙に違ってくる。

なるほど、相当の熟練度が必要だ。もどき映像と、本物との違い。それを数回にわたって見せてくれる。
五、六回目に教授の手がとまった。
モニターに、かすかな円形が白い影のように見え、ピタリと止まる。

教授は私の耳元に「これです。一センチ弱でしょう」とつぶやいた。へぇ、これがそうなんだ、とその影が、妙に親しく感じられた。研修医の先生方は、教授の解説に熱心に耳を傾けたり、メモをとる。

物静かな静寂さがあって、穏やかな教授の声が流れている。

その静けさに同調でもしているかのように、私の心もシーンとしていた。

二度目のインフォームド・コンセント

それは、じつに見事な解剖学の講義だった。

その先生は、顔の整った、インドの男性のように堀の深いイケメン。三十才を二つ三つ出ているように見え、肝臓の手術にかかわる明解な解説を白板に図解していった。

聞いているのは、女優似研修医と私と妻の三人である。

ひと息入れたとき、その研修医のメモをとるノートを見て、また、驚いた。インド青年医師の講義が、三色のボールペンの図解となって記されている。あとでコピーを下さいと言いそうになったが、さすがにやめた。

ノートの取り方がうまい！　舌を巻いた。

聞いているそばから頭の中で整理し、図解し、色分けして、記録する。……これらすべてが一体化しているのだ。たとえ、それが復習であったとしてもだ。

私も、これまでいろいろ講義してまわって、学生たちのノートの取り方、自分自身の取り方などを比較してきている。頭脳明晰な学生のノートは、その取り方に表われると日ごろから考えていただけに、あらためて女優似研修医の優秀さに感嘆していた。

私はノートをとらずに、しかし、手術の手順と術後の注意事項に注意を向けていた。

再発で8回手術をした男性

一応の説明が済んで、その部屋がなごんだあと、質疑応答風の雑談に変わった。本来ならば深刻になるのだろうが、その小部屋には全くそういう雰囲気がなく、いつもの研修医が、腕時計をちらりと見て、「じゃ、私はこれで……」と青年医師に挨拶し、私にニコリと笑って彼女は部屋を出て行った。忙しそうだった。

私は、早速、質問をした。

「とても、よくわかりました。ところでS先生、肝臓手術後の再発は何%ぐらいでしょうか?」

「うーん、村田さんの場合、一年前後での肝臓転移ですからね」

「ということは、再発の可能性は高い?」

「そうです。転移が一年前後であったわけですからネ。再発の可能性は高いです」

眼鏡のよく似合う男だなぁ。声がいつも明るくて、歯切れいいな、と内心思いながら、率直なもの言いの医師に好感をもった。

「で、何％くらいですか？」

「そうですね。再発は六五％から七〇％ということかな？」

「そうですか。結構高いですね。で、先生の見通しは、いかがですか？」

「いや、それはわかりません。これまでのデータで申し上げているから、患部を開けてみないと、はっきりわかりません」

「先生が手術をされるんですか？」

「えッ？　もちろんです。ただ、一人だけじゃないですよ。先輩の先生方と一緒にやりますよ（笑）　心配ですか（笑）」

私の直球の質問に、おかしそうに笑いながら、答えてくれる。さらに、失礼にも私は、青年医師に直球を投げた。

「S先生、先生は何年生まれの何歳ですか（笑）」

「ハッハッハッ、気になりますか。今年で三十三才。A大の医局に来てずい分になりますよ。九州の○○医大です、出身は」

「○○医大は知ってます。医科は優秀だという評判ですからね」

「ハッハッハッ、それはありがたいです」

「先ほど、先生は、再発率が高いとおっしゃったけれど、六五％から七〇％の再発率を低くしていくには、どうしたらよいでしょうか？」

「うーん、それはむずかしい質問だなぁ。ま、常識的抽象的に言えば、『生活習慣』を変えること。肝臓ですから、酒・煙草を控えて、ストレスをためないことくらいですか。あとは『体質』ですからね」

また、『体質』が出たと思った。しかし、彼がいうのは正しい。

「じゃ、これまで先生が手掛けた患者さんで、肝再発の方は、どれくらい……？」

「どれくらいというのは、アイマイですね。でもネ、村田さん、再発した患者さんで、実に八回も手術したことがあります。」

「八回……!?」

「そうです」

「で、どうなりました？」

「八回以降はお見えにならないので、追跡調査してないから、わからない」

「何年再発をしなければ、いいのですか?」

「一応、五年です。五年間再発しなければ治癒したとみます」

「五年過ぎると?」

「やがて、他の病気になる」

「他の病気になるとどうなるのですか」

「それは治ったり、治らなかったりです」

「そして、どうなるのですか?」

「うん、最後は死にます。亡くなるということですよ、最後は(笑)」

「ハッハッハッ、そうですすよね」

と、バカバカしい質問をした私も、一緒になって笑った。

爽やかで、率直に発言する青年医師の屈託のない雰囲気もあって、まるで明るい世間話のようであった。

五年生存説。

人間の面白いところだろう。がんを克服したとしても、事故に遭わなければ、結局病気で死ぬ。

このときの会話が、私に今後の治療に対する姿勢を決定的なものにした。

一見、青年医師との落語風の問答のなかに、今後の生き方に対する大切なヒントがあったのだ。

それは、あまりに当たり前のことだが、「最後は人間は死ぬ」ということだ。

この当たり前、必然である『死ぬ』ということを、日常は、すっかり忘れている自分に気付いた、という単純なことだった。

日常多くの場合、「死に向き合う」ということはない。言い訳をすれば、「死」に向き合っている暇はないとも言えるし、そんな時間があれば、仕事をするか、勉強をするか、人生を楽しむか、恋愛をするか……エトセトラ、したほうがいい。そう考えることが多いのではないか。

それは、誰もが無意識のうちに、「死」への恐怖があるからとも言える。かつて東日本大震災が起きた際に、「地域のきずなが強くなった」という報告もあった。それは死に対抗する世界観を共有し、守りたいための反応でもあった。

とくに日本人は、「死」へのマイナス・イメージが強く、死は忌みことばですらある。それゆえか、死に向き合う国民性ではない、とも国際的には言われている。

しかしそうは言っても誰もが、無意識に死への恐怖を抱えて、どう対応するかを選択する。どう行動するかを、無意識であれ意識的であれ決定している。心理学でいう「脅威管理理論」である。

率直な九州男児のイケメン医師との問答を通して、私はあらためて手術を受けることを決意し直した。

なぜ、再手術の決意をし直したか

あらためて、手術を受けることを決意したと、ちょっと仰々しく、なぜ書いたかと言えば、重大な理由があった。

じつは、肝臓の転移の可能性という連絡を受けたとき「来たか！」と思ったからだ。

それは、気学でいう、東の千葉へ次元層採りをはじめて、その効果が出る時期、ニューヨークのより遠い地への次元層採りという二つのリズムが一致しているときであったからである。

東の祐気は、南もそうだが、強烈なデトックス作用があり、しかも隠されたものが表面化するというはたらきがあったからだ。

東洋医学でいう「瞑眩現象」が起きる。

そこで、私には激しい迷いが生じた。

「肝臓への転移」というのは、CTでもそうだし、研修医用のモデルとして、公開で行われたエコー検査でも、私自身も自分の目でも確認している。

それなのに、あらためて手術を決意しなおす前に、なぜ手術をためらい、迷ったのか。

二つの理由があった。

※肝臓への転移は、瞑眩現象としてあらわれたわけで、生活習慣を完璧に変えることと、東洋医学的な方法で、自然退縮を期待できるのではないか。
じじつ、西洋医学に頼らず、東洋医学と代替医療で完治した実例はいくらでもあるし、そうした体験者の声をまとめた書籍があり、そのグループも現実に活動している。
※二つめは、最初に類似し関連するが、「免疫革命」で一躍有名になり、その第一人者となっ

た、新潟大学大学院教授の安保徹博士の理論もある。

七十数年前にノーベル賞を受賞した、ワールブルグ博士の研究もかじっていたこともあって、安保理論に傾倒もしていた。

生命エネルギーを維持する二つの系統のうち、「解糖系エネルギー」産生に依存しているがん細胞だから、「ミトコンドリア系」に完全に切り換え、体温を上げる生活によって、がんは退縮するはずであった。転移は、追い詰められたがんの生き残り作戦でもある。いわゆる、がんが逃げたという安保理論。自然治癒力を高める代替医療のほとんどは、前にふれた古島町子さんをはじめ、多くの方々が、徹底して結果的に安保理論を実践することによって、末期がんからも生還している。

末期がんや様々な種類のがんを克服された方々の生活習慣の改善と体質改善の結果は、ほとんど安保理論・ワールブルグ博士の知見と一致していると、言っているのだ。

さて、私の迷いは何であったたか。

もしかすると、残っていたがん細胞が、苦しまぎれに肝臓へ逃げたのか（笑）。ウン、それは生活習慣を大幅に改善したならば、あり得る。が、お前は、手術前と同じ生活習慣ではないか。どうして、逃げる理由があるんだね！　それはさ、生活習慣は同じでもさ、東の祐気、千葉県の犬吠埼へ毎月、さらにニューヨークへ毎月通っていたわけで、東というのは、大気でいえば「酸素」を意味する。がん細胞は解糖系のエネルギーが大好物であり、東の酸素は嫌気性のがんだけに耐えられなかったのさ……と自問自答のマンザイが続いていた。

……手術を八回もした人。なぜだろう。がん細胞を取っても取っても、増殖してくるのはなぜ⁉

……末期がんでも代替医療で完全治癒する人たちがいるのはなぜ⁉

そう簡単には、どちらがいい、どちらが悪いとは判別できない。生存できる人、できない人、それはどの方法を選択しても両方あるのが事実だ。

この迷いの中で役立ったのが、インド青年風イケメン医師とのやりとりであった。

「いずれ、死ぬ」

という当たり前と言えば当たり前の、人類共通の事実。あまりにも当たり前すぎて、普段は忘れていたことだ。あるいは、気付いていても、気付かぬふりをしてきた厳粛な事実――。

誰でも「いずれ死ぬ」のだから、問題はそれぞれの自由であるし課題でもあるが、だからこそ「どう生きるか」であるだろう。

その「どう生きるか」は、じつは、手術をうけるか、自然治癒力を向上させる民間の代替医療を選択するか――の切羽詰まった問題として問いかけてくる。決して抽象的な問題ではない。

イケメン青年医師との会話で、ハッとして気付いたこと。「どう生きるか」だから、「がんが転移した」という事実は、気学でいう「瞑眩の現れ」なのかもしれない。

しかし、そうだという断定はできない。あくまで可能性として考えるしかなく、それに賭けて、手術をしないという選択肢もある。

もう一点は、「がんが転移した事実」を踏まえて、今度こそ、あの膠原病の疑いのときのように、肉食・酒・煙草を断って、完全菜食にし、生活のリズムをゆるやかにする。それによって、ストレスをためない。ためたとしても、即解消する生活スタイルに変えて、体質改善を図っていく。そして、仕事は極端に減らすことに専念する必要があるだろう。

ただし、その方面の知識と技術は、あの時よりもさらに深まっている。

さて、どの道を選ぶか。

自然治癒力・免疫力アップを図り、低体温、低酸素を避ける。その具体的方法もマスターしているし、その作用機序、生理的仕組みなど理屈も知っていて、今度こそ、実行も出来る……。


だが、私が決断したのは、すでに書いたように、手術であった。イケメン医師の先生は六五％から七〇％の再発率があり、自分が知っている患者さんでは八回も手術をされたという。

八回のあとはどうなったか。「そのあとは姿を見せませんから、知りません」と先生は答えている。

亡くなったか、八回目の手術以降は、完治したかのどちらかであろう。

しかし、あなたも想像されるように、完治したとは思えないだろう。

たとえ完治したとしても、「生活の質」はどうなのだろうか。ご家族や周辺の方々は、どうなのだろうか。

そもそも、八回手術したとなると、その方の人生のほとんどが、病床にあるのではないか。……そういう人生を選ぶのか、どうか。

一回の開腹手術で、五年は寿命が縮まるという。もしそうなら、その方は四十才も寿命が縮まっているではないか。

じつは私は、アルバイト学生であった二十歳の頃、急に腹痛がはじまり、寮から簡単な入院準備をして、新宿・戸塚町の救急病院に這うようにして行った。

受付で倒れ込むようにして訴えた。

「急性盲腸炎です。入院させてください」

事前連絡も予約もなしで、しかも独りよがりの判断でなんですかと、看護師にさんざん叱られながら、それでも診察を受け、即手術、入院となった。

だから、肝転移の手術を受けると合計三度目の手術となる。

十五年寿命が縮まるわけだ。でも一三〇才ぐらいを平均寿命にしておくといいじゃないか。と考えることにしているが……。

結局手術を選択したのは、手術後も「QOL（生活の質）」を低下させたくないし、QOLを低下させて健康を図っていくという長期戦よりも短期戦を選んだのだ。

治療には二種類がある。応急処置と根本治療だ。私は、手術を現代科学による応急処置とし、一方で自然治癒力を高め体質改善を図る方法を根本治療として、これを長期戦と名付けている。手術は一時的にQOLを低下させるが、やりようによってはQOLの回復は早いはずである。

長期戦というのは、私が勝手に思い込んでいるのだが、自然治癒力によってがんを退縮させる方法のことである。がん発症は一晩ではあり得ない。ほとんど10年単位くらいのスパンで発症するのではないだろうか。

ということは、そのがんを一晩で消すことも、仙人でない限り無理があり、「普通の生活」をしながらの、がん細胞のアポトーシス（自死）・退縮は、そう急激に一変できるわけでなく、じんわりと行われると考えてよい。

その間、本当に退縮しているかどうかの不安に耐えられるかどうか。

「生活習慣を完全に変え、それにふさわしい環境を整えてじっくり構え、長期にわたってそれに専念する」ことができるならば、手術などという生体に大きな負担を強いる方法は避けたほうがいい。

しかし、長期にわたってじっくりと、それに専念することは、私にはできないと判断した。

私は短期決戦を選んだ。しかも根治を目指して、だ。手術・入院、その後のしばらくのQOLの低下は、耐えられる自信があった。

現代医学の長所は、診断の正確さと、病気の直接的原因の一部となる病巣の摘出による原因除去の速さだと、私は考えている。

問題は、後遺症と心身への負担のダメージに、どのように対処するか、であろう。

私が手術を選んだのは、先憂行楽ではないが、〝短期決算〟で早く不安の原因を取り除き、手術後の「生活習慣」の徹底的な見直しを行うこと。そして、今度こそ「わかったつもり」でなく、まさに退院後における自然治癒力の向上・免疫力アップの生活を基盤にしていくことを楽しむ、という決心があったからである。

元来、西洋医学に拒否反応があるわけではなく、ただ、西洋医学だけがすべてだと思う関係者たちに、大きな違和感があるだけなのだ。

「生命を尊重する」というなら、あるいは「生命のディグニティ」に敬意を払うなら、学説にこだわらず、生命のために先入観を捨てて、東洋的発想や技術にも役立つものは、採り入れてほしいだけのことだ。

繰り返すなら、「自然治癒力によって病を癒やす手段」のなかに、東洋哲学の気学、別名、成功気学・量子気学も採用することをすすめたい。

イケメンによるインフォームド・コンセントを終えて数日後、「手術」をする決意の連絡をした。

じつは、説明を受けた後、「手術を受けるかどうかは、数日後にご連絡します」としてあったからだ。

A大病院、イケメン先生からの指示で看護師から電話が入った。

「村田さんですね。入院は十二月四日、木曜日。手術は十二月八日、月曜日に決まりましたから、事務手続きをしてください」

所定の手続きを済ませると、当日、今度は二人部屋の病室が割りふられていた。

指定された時間に荷物を部屋に入れ、ナース・ステーションに行き、

「申し訳ありません。入院の用品に忘れ物がありましたので、取ってきます」

「どれくらい、お時間かかりますか？」

「往復で四〇分前後です」

「では、そのあと予定がありますので、早めに病室にお入り下さい」

じつは、このときも、気学的な考慮があって、自宅から見て二時間後が、病室に入る祐気の時であった。最初さえ祐気であれば、それ以降は、まったく気にすることはない。

忘れ物などしてなかった。それから二時間を過ごして、病室にもどった。

厳しく年輩の看護師から叱られた。

「お時間守っていただかないと、困ります。こちらは準備と手順があるのですから――」

「申し訳ありません。以降、気をつけます」

深々と頭を下げて謝りながら、いい時間に入れてありがたい、と思ってもいた。

大腸のときと違い、そこは新しい病棟であった。天井が高く清潔で、二人部屋だが十分に広く、設備が最新のものばかり。隣のカーテンで仕切られたベッドは、まだ空であった。

というより、空いたばかりではないのか。

二時間遅く病院にもどったとき、その病室から、白い布で全身を覆われた遺体がストレッチャーで運び出されて行くのを、遠くの廊下から私は目撃していた。

本当は、遅くもどってよかったのではなかったのか。「死」は、病院にとって「日常性」

の中に入る出来事かも知れない。それでも医療スタッフにとって、「死」は神経を過敏にするのだろうか。

二人の看護師が滑るように急ぎ足でストレッチャーを押して、部屋から出て特別の通路へと姿を消した。

「……どんな生き方をされたのだろうか」

切実に、その思いが、また蘇る。

遺体は、もう物体でしかない。その物体に宿していた「私」は、いまどうしているのだろうか。肉体が元気な容器であったとき、しきりに「自分が」とか「僕が」とか、「私が」とか言っていたその「私」……のことである。

私というとき、自分の鼻を一般には差し示すが、「鼻」という隆起した軟骨と肉と皮と神経の集まりが、まさか「私」ではあるまい。

「心臓」という臓器や腸や肝臓そのものが「私」ではないはずだ。では、「私」とは一体なんなのだろう。

それを、私は「意識」と呼んでいるが、ディーパック・チョプラ博士は、遠慮なくそれを「魂」と呼ぶ。

では、同じようなことを言う科学者たちがいるのだろうか。むろん、何人も居られる。日本で最初に知られた著名な方は、「死の瞬間」が世界的ベストセラーとなった著者のエリザベス・キューブラ・ロス博士だ。七十八才で亡くなった精神科医で、チューリッヒ大学からコロラド大学に移り、様々な臨床に立ち合い、医師として活動して、「生命の永遠性」に気付いた科学者のひとり。

ほぼ同時代の科学者は、バージニア大学のレイモンド・ムーディ教授であろう。当初、ムーディ教授は、「死後の世界は、絶対にあり得ない」としていたが、そのうち自らが精神疾患になって、自殺をはかったとき、臨死体験をしたのである。それ以降、死後の研究に没頭していき、「かいまみた死後の世界」などの著作で知られる。日本のＮＨＫのドキュメントでも本人が紹介されている。

最近では、ハーバード大学医学部のエベン・アレグザンダー教授が最も有名だろう。当初は、科学者らしく唯脳主義者（脳という物質的臓器によって意識や情動も生み出されるもので、前世とか過去世とかヴィジョンを見るというのは錯覚・幻覚にすぎない、という考え方。脳科学の九〇％以上はこれである）であった。前世の記憶は、幻覚にすぎない、という立場の急先鋒だった。

しかし、難病中の難病にかかった教授が奇跡的に回復したとき、そのプロセスで体験したのが、やはり臨死体験であった。その体験を綴ったのが「プルーフ・オブ・ヘヴン」で、世界の科学者たちに衝撃を与えている。

若手というべき科学者の、シュリ・サザランド、エマニュエル・スウェーデンボルグの研究でも有名なコネティカット大学のケネス・リング心理学教授などが、死後の世界の探求で成果をあげている。

入院した次の日の朝、さまざまな検査を終えた後、妻の枝美佳が置いていった小物の中から、爪切りを出した。

足と手の指の爪を切りながら、ハッとしてじっと爪を見た。

単純なことだった。

そんな、当たり前と言えば当たり前のこと。伸びた爪をみて思った。身体は全細胞が、それぞれ一定の周期で新陳代謝を繰り返している。

こんな単純なことに気付かなかったとは、なんということだ。

体質改善というのは、生活習慣をいい方向へシフトして、それぞれの臓器を構成する細胞の質を変えたらいいのではないか。

そのためには、細胞群の生まれ変わりという代謝の周期を知っていることだろう。

なぜなら、細胞が何か月で入れ替わる、という目安が具体的であれば、我々は、それに向かって改善する食生活や運動の仕方をチェックできるし、そのためのモチベーションが高まる。

具体的数値を設定しておき、そこへ進んでいくことをひとつの目安とするとき、そうでないときより、何倍ものパワーとモチベーションで達成する、というのは心理学的に証明されている。

それを漠然とした「生活習慣の改善」というから、三日坊主で終わるのだ。

私は急ぎ、Ａ大病院にある患者や医療スタッフ用の図書館に通った。かつて学んだ解剖生理学・病理学から生命科学や、一般生理学などのいろいろな文献にあたって、自分自身に関係するものだけをメモした。

それが次のリストだ。これらの細胞が生まれ変わる周期を知れば、生活改善の具体的目標達成ができる。

たとえば、血液はほぼ百二十日（約四カ月）で生まれ変わる。とすれば、質のいい血液に役立つ食品を選択して食べる。

永遠にそれに縛られるとすると、凄いプレッシャーになるが、「目安」ができることで、四カ月はその食事を続けても、それを過ぎたなら週に一回か二回は、その縛りから自由になることも可能だろう。

そのため、左のようなリストを作った。

調べてみるとわかるが、いろいろな説があるので、最短ではなく最長の期間を選択した。

※皮膚　　二十八日
※眉毛　　四～五カ月
※神経細胞　　四週間～六週間
※白血球　　三日～五日
※赤血球　　一二〇日
※血小板　　一〇日

※肺　　　　九か月
※胃　　　　四〇日
※胃粘液細胞　一日～二日
※肝臓　　　二〇〇日
※小腸絨毛　二十四時間
※骨　　　　二年
※筋肉　　　一八〇日

骨であっても、二年でその細胞は入れ代わるのがわかる。肝臓はおよそ七カ月弱。とすれば、非常にラフに言えば、ほぼ二年間、徹底して「生活改善」を行えば、体質も変わってくると考えてもいいはずである。

メディアに取り上げられ、いざ本格的活動でメジャーデビューという三十代のアタマに、「膠原病で五年の命」とされ、体質改善を目指したときの目安が三年であった。医学的根拠があったわけではなく、何となくそう決めただけであった。

しかし、今回は違う。

長年沁み込んだ生活習慣を変えるには、並大抵のことではない。それはわかっている。もうひとつ、欠かせない重要なポイントがあった。本音を言えば、それが第一義である。それは、喜怒哀楽という「心」を超えた「意識」の在り方である。ひと口に「生活習慣の改善」と言うが、最も重要な土台というか、基盤というか、根源というべきか。そのことばを知らないが、心身を目で見えぬところでコントロールし、作用している「意識」の在り方が、「生命」に有形・無形の影響を与えているという事実である。

前に述べている「私」というのが意識のことであり、ディーパック・チョプラ博士流に言えば「魂」となり、臨死体験を経てコペルニクス的転換をした科学者たちの言う、「永遠の命」や「前世」を表現する永遠の生命エネルギーのことでもある。

だが、ここで深入りするつもりはない。

「死と向き合うと、どうしても生の在り方と、その永遠性の有無」に行き着く。

私の主張は、もうご存知の通りだが、賛成であれ、反対であれ、科学が証明していない段階では、各自の体験による知見を待つしかないだろう。

その問題はさておいて、ここではっきりさせたいことは、「心」の在り方である。ご存知のように、「心」と「意識」とを分けて、私は語っている。すなわちここでいう「心」は、わたしたちのもつ喜怒哀楽の情緒面を指す。

「生活習慣病」とされる様々な病気の出発点は、じつはその「心」にある、と言いたいのだ。

それが「ストレス」である。

ストレスこそ万病の元であると、ずっと言い続けてきた。

がんであれ糖尿病であれ、その原因をただすとすれば、まず「ストレス」が第一にくるのであり、そのストレスからさまざまなことが派生すると言っていい。

第5章

ストレスの重大な影響を知っておこう

ストレスの正体

「生活習慣の改善」といえば食生活・運動・規則正しい生活リズムなどということばが並ぶが、第一番目にくるのが、ストレスでなければならない。

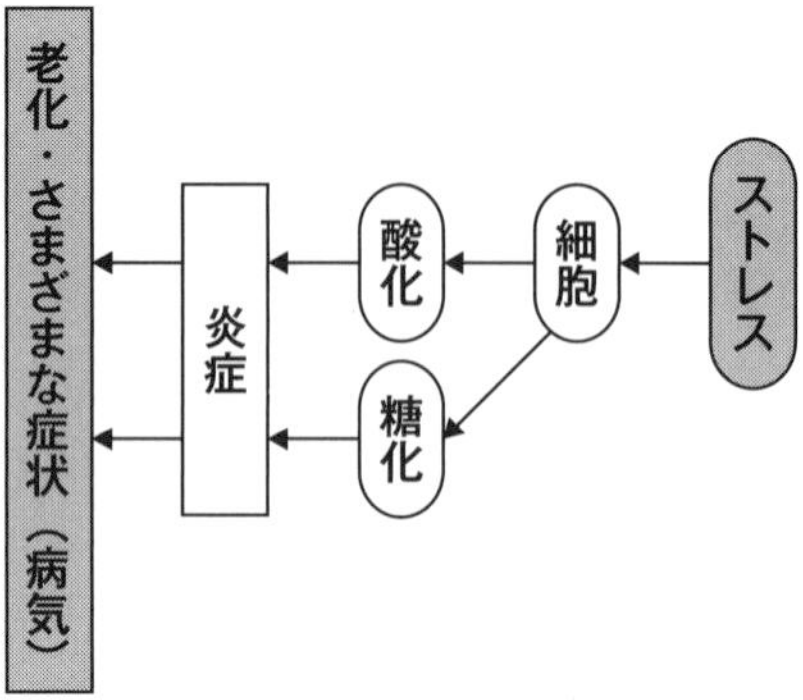

　ストレスには生体にとってプラスの刺激となるものと、生体を弱める刺激のストレスとがあって、当然ここでは、生体にマイナスとなる過剰なストレスを指している。

　酸化ストレスといってもいいが、それは、呼吸をしたり、食事をしたりという生命活動を行うときに必ず伴う副産物といえる。それが過剰になることが問題なのだ。

　細胞に刺激を与え、細胞の酸化を生み、糖化を促進させることで、「炎症」が起きてくる。その炎症が病気のはじまりであって、炎症の度合いによって、症状がちがってくる。

もし発症しないとすれば、老化が促進されていく。

一〇〇歳でも、九〇歳でもいいが、少年や少女のような肌つやの人、髪のつややかなご老人の方々が、あなたの周りにおられるだろうか？

病気をしない、頑健な方であっても、ストレスによって老化が進んでいく。その老化の進み具合が早いか、遅いかの違いだけであって、必ず老化は進むだろう。

最後は、三つの方法で、肉体を捨てることになる。

一つが老衰
二つが病い
三つが事故

自殺をのぞき、このどれかの道を選んで旅立っていく。

次に、ストレスを別の面からみてみよう。

ストレスが起きる
⇐
交感神経が活性化（自律神経系の乱れ）
⇐
アドレナリンやノルアドレナリンなどの分泌が促進される
⇐
血管が収縮、血流がストップする

血流が止まると、酸素が運ばれずに、体温が低下する。すると、高血糖や高血圧の状態を引き起こす。それだけではない。血流が悪くなることで、膀胱と尿道の機能も落ち、頻尿となり、あるいは尿路感染症にかかりやすくなる。メタボにもなりやすく、動脈硬化がすすみ、心筋梗塞・脳梗塞なども引き起こす。

前にもふれたが、72ページの、自律神経系↑↓内分泌系↑↓免疫系の相関関係のループを思い出していただきたい。

ストレスを私たちの体が受けたとき、これらの系を総動員して、エネルギー産生の二つのうちの「解糖系」を働かせようとする。

がんでいえば、大好物の「解糖系のエネルギー」が大量に作られる傾向にあり、がんの大嫌いな「ミトコンドリア系」は活性が小さくなっているので、がんにとって好都合ともいえる。

酸素濃度が低くなり、体温も低くなってがんには都合のいい、快適な体内の環境が整うことになる。たとえば低体温・低酸素の緊急した状態が「青ざめた顔」といえるし、興奮して胸がドキドキする現象である。勝負ごとに勝ったときや、思わぬ惨敗を喫したとき、あるいは優勝したときのその瞬間などはすべて、そうである。

大勢の前でスピーチをする。いきなり暴漢に襲われそうになる。突然、大きな地震が来て、建物が倒壊しそうになる。体すれすれに猛スピードの自転車が走っていく……など、日常で緊張する一瞬はいくらでもある。

すべてストレスとなっている。

入院したり、その前にがんではないか、という疑いを持ち続けている間、もうすでに強いストレスの発生は、はじまっている。

まして入院手術となれば、経済や生活の心配からはじまって、手術の結果など、どうしても「生」への不安、逆に言えば「死」への恐怖がつきまとうはずである。

死への無意識の恐怖もあるから、意識的にそれを考えようとしないこともある。

尅気はストレスを増幅させる

こうしたストレスの積み重ねが原因となって、先ほどから繰り返しているように、私たちの老化をすすめていき、重大な症状を引き起こす。

「生活習慣を改善する」

「自然治癒力を高める」

「免疫の力を高める」

どれも正しい。どれも必要。どれも重要。だが、**それらの大切な要素を損なう原因が、じつは「ストレス」にあるとなれば、**真っ先にストレスに対する対応をどうするか、がこなければならない。

ストレスに関して言えば、ストレスの提唱者のハンス・セリエ教授の講義を聞いていたし、「ストレスと気エネルギー」について、ヨーロッパの大学に論文すら書いた自分自身が、そのストレスにやられたのはなぜか――。

内心、ずっと自問自答してきたことでもあった。

私なりにいつも、二つの原因を思い浮かべていた。

※瞑想教師の資格を取得し、規則正しく毎日瞑想していたにもかかわらず、「世界の宗教と神秘を研究する会」のメンバーになったときに、そこの主宰者に、厳しく瞑想を禁じられて、五年間瞑想を中断したこと。

※自らの人体実験として、大きく尅気を冒してきたこと。

この両方であった。アーサナと呼吸法と瞑想はセットなのだが、これを五年間実行停止することは大きなダメージだったと思われる。

それまでは、講師として専門学校や大学の教室へ出ると、親しい学部長から「村田先生は化け物ですな（笑）、もう五〇歳だというのに、十代の学生と変わりないじゃないですか」と、冷やかされ、「ハッハッハッ、ただ幼いだけですよ」と若さを誇っていた私。

幽体離脱（体外離脱）の体験も、それ以前は何回もして、意識のみで宇宙へ行けることも経験していたが、そのグループに所属していた間は、時折だったが、予知するヴィジョンを見るにとどまっていた。おそらく、ストレスによって「意識の拡大」がさまたげられていたのだろう。

次に大きな原因をあげよう。

※意識的に尅気を冒す回数は、それまでのことがあるので減ったけれど、長期で遠距離による尅気は、この五年間が最も大きいダメージとして残っている。

だが、それも四才の折に、東京から南西諸島の奄美大島に尅気で行ったという伏線があってのことだ。尅気を冒すと、慣性の法則がはたらくのか、同じ方位の尅気へ行くようである。

じつは、**尅気を冒す、ということは、大きなストレスを直接心身に受ける**ことであるのが、この団体から離れたあと、波動計測器などの測定によって明確になった。

だから、尅気の量が増え、ある臨界点に達したとき、それが心身に現れ「病気」となる。

仕事上にそれが現れると、仕事上の失敗や破産となり、家庭に現れると「離婚」にいたる。

もちろん私の場合、ストレスに加えて、過剰な自信からくる生活習慣の乱れもあった。

日本全国と海外を駆け巡り、徹夜もよくしたし、先ほどの団体に所属してから、十数年間やめていた喫煙をはじめてもいた。さらにアルコール類は毎日のように飲んだ。その中で、煙草だけは一年弱でやめたが、アルコール、特に赤ワインには目がなかった。その研究団体が、宗教法人化するころ、完全にそことは縁を切った。そして、それまで実験を続けてきた気学の尅気を冒すことを、そのグループと縁を切ると同時にやめ、「意識の啓発」を目的とする「星風会」を設立した。

「意識の啓発」が潜在能力を開発し、究極では、エゴが小さくなって、自分と人々の豊かさ、幸せを図って、世界平和の実現に貢献することを、「アユール・ヴェーダ」の原点である「ヴェーダ」を通して知っていたからである。

インド哲学の「ヴェーダ」や「ウパニシャッド」の研究と実践のその途上で、さきほどの「団体」と縁を結んだという経緯があったわけである。

それまで「意識の啓発」のために様々なメソッドを提供し、自己啓発セミナーをはじめていたが、その中で、目に見えない意識の啓発に有効であって、しかも目に見える形として顕現してわかりやすいのが、「気学」であることに確信をもった。

気学でいう祐気採りは、**次第に「意識の拡大」を図るのに効果があり、ストレスを減少させて、能力の向上に役立つ。**健康が維持できることだけでなく、症状が改善される。

そこに介在しているのは、気エネルギーあるいは波動としか言いようがない。

自分で自分の心身を、波動計測器で測るとわかるし、希望者を数千人計測した体験でいえば、ストレスが多いと各臓器の波動は低くなり、ストレスが減少するほど波動は高くなる。別の面から見ると、ストレスによって、波動における免疫の力は低下する。ストレスが減少して、波動が高まることによって、免疫の数値も高くなる。

波動・気エネルギー・ストレス・免疫力・意識の相関関係が、私にとって興味深くて仕方のない世界なのだ。

ここでいう、意識・波動・気エネルギーは、いずれも現代科学の範疇に入らない。だから、波動計測器をふくめて、一切、国の医療基準や機関から認定されたものではない。すべて体験上の数値であり、非科学の世界である。

しかし、やがてそれは解明されるだろうし、時間の問題だろう。

参考までに、「波動の性質」について、経営コンサルタントの故・船井幸雄氏が主張された内容に、私がアレンジを加えた六種類を挙げておこう。

1、万物には波動がある
2、波動は伝播する
3、波動は干渉しあう
4、波動は共鳴する
5、波動にはフィードバック作用がある
6、高波動が低波動を高波動化する

もう一度繰り返すが、現代医学では認めていない波動・意識・気学についてふれてきた。科学として認知されているかどうか。ド・ブローイ博士をはじめとする科学者によって波動の存在は研究されているが、波動による医療は認められていない。波動による健康維持については、経験則として述べているが、その経験則を採用するかどうかは、読者のあなたにお任せするしかない。

ついでに繰り返し確認しておくと、「東洋医学」も科学ではなく、経験則から生み出されたシステムである。やがて少しずつ、これも科学の分野に組み込まれていくはずだ。

ストレスに対応する具体的方法

ストレスの悪影響について強調してきたが、いくら強調してもよいと思っている。管理者やビジネスマン対象のセミナーのときなど、ストレスをあまりに軽視する男性たちに驚いてしまう。

たとえば、締切りのある仕事や、やるべき家事があったとして、何となくそれを先延ばしにして、スマホやネットで時間をつぶしていたとしても、あなたの頭の片隅にあるプレッシャーは、脳における感情をつかさどる偏桃体を刺激することで、内分泌に連絡がいく。するとアドレナリン、コルチゾール、ＡＣＴＨというストレスホルモンが分泌され、緊急に備えて体を戦闘モードに切り替える。

アドレナリンやＡＣＴＨは、外敵に備えて急激に心拍数をあげる。また、コルチゾールは、過度な炎症反応で、身体が動かなくなるのを防ぐ。

これが一過性ならば問題はない。たとえば古代のように、襲ってきた猛獣があきらめて去って行ったなら、いわば急性のストレスとして、危険は去って問題はない。だが、やるべき仕事を先延ばししている限り、つまり慢性的ストレスによって、パニックを起こした脳はコルチゾールを出し続ける。そうすると私たちの身体は、ストレスホルモンに慣れてしまう。

一種の中毒だ。慣れることで害がなければいいのだが、そうはいかない。覚せい剤と同じで、一気に体を悪化させる。本来は、コルチゾールが免疫システムのバランスをとる重大な働きをしているが、逆に作用する。

暴走する白血球が細胞を次々と攻撃する側にまわって、やがて心疾患、脳疾患、がん、糖尿病、肥満、老化の促進といったさまざまな症状を生み出していく。

さり気ない最初のストレスは、たとえば今のように、次から次へとホルモンの連鎖を生み、やがて重大な症状となって、全身のどこかに現れるのだ。

そのストレスを軽減する最大の方法の一つが、瞑想であることはさんざん述べてきた。しかし、まだまだ様々な方法がある。音による療法に疑っていたころ開発した、星風会の高波動の「癒しのＣＤ」もそうである。

ほかに、そうした器具を使わない方法を紹介しよう。

私は星風会で、ヒプノセラピーをよく行うけれども、これも過去世を体験するだけでなく、蓄積した慢性的ストレスの解消に効果が高い。三〇名でも同時に行える。

そうした数多くの体験からわかることは、イメージによる「偽物の自然」、または人工的「自然」にも大きなリラックス効果があるということである。だから自然の風物の絵や写真もよい。

カウンセリングのとき、よく観葉植物を部屋や事務所に置くようアドバイスするが、こうした自然の一部を採り入れることでも、効果がある。ＢＧＭ風に川のせせらぎ、海辺の打ち寄せる波の音などを流してもよい。

二〇一七年、サセックス大学の実験では、風の音や虫の声を5分25秒聞いた被験者は、街角の騒音よりもリラクゼーション効果が起きている。

ノルウェーでの実験では、３８５人の被験者が対象だったが、先ほどの観葉植物を置いた人ほどストレスが低く、作業効率がアップしている。それだけでなく、肌荒れが減ったという例もあり、副交感神経の活性による体内の炎症が治まったとみてよい。

心理学用語を使えば、それらは「注意回復理論」の一つの実践でもある。

先ほど述べた観葉植物のことは、ＮＡＳＡの研究が有名だ。

前にもふれた元NASAの科学者の、ドクター・ヤオが開発したポルサーは、21世紀の科学だと言っており、友人の機械工学・電気工学の専門家の彼が分解し、「中には何もなかった」と再現できずに1個を破壊したまま捨てたが、実は私はあのフォルムに謎解きがある、と見ている。

フォルムのつくる空間にエネルギー発生の秘密があると思って、今でも何個かを所有している。植物の根に、そのポルサーを置くと、毎回肥料をやらずともどんどん成長する。ポルサーを入れた水をやってもいい。

フロリダに引っ越して西海岸にはいないが、丘の上のひと山ほどある、彼の大邸宅の裏庭には、UFOがよく着陸するよ、と語っていたのも面白い。

さて、そのNASAの研究では、10種類くらいの観葉植物を奨めている。ツツジやキクやガーベラ、サンセベリア（トラノオ）、ポトスなど……。

観葉植物には、空間を浄化する働きがあって、ベンゼンやホルムアルデヒトといった大気中の有機化合物を吸収する作用が認められている。こうした清浄効果を高めるには、およそ10平方メートルごとに直径15〜20センチの鉢植えを1個置くのがベストとされる。

ストレスに強くなりたいなら腸を鍛えよ

鉢植えがいいなら、公園はどうか。自然との接触が多いほどいいのだから、せめて週に二、三回は行ってのんびりしたい。

豪州のクイーンズランド大学の友人からの情報だが、公園などで自然と触れ合った量を調べたところ、うつ病や高血圧の発症率のリスクが四〇％近く減ったという。

少なくとも一週間に一回は、野山の自然と触れ合いたいわけであるが、緑の多い公園で過ごすこともいいと先に述べているように、それには科学的な根拠・理由がまだある。大気中における成分についての研究が発表されていて、注目に値する。

ロンドン大学のグラハム・ロック博士の研究がそれだ。

博士はこう言っている。

「自然の大気中には、われわれ人間に有用な微生物が漂っている。大量の微生物がふくまれていて、空気中で、その微生物たちは代謝と増殖を繰り返している。花粉のような微粒子が微生物を運んでいるからだ。それは、われわれの呼吸器から体内に入って腸へ向かい、免疫システムに影響を与える」

微生物が、大気中から腸まで届く。

微少生命体のソマチットをご存知だろうか。

グラハム・ロック博士は、腸内細菌の研究で有名だが、私はそこから連想して、不死の生命体ソマチットを思い浮かべ、仏の生物学者、ガストン・ネサン博士の「ヒトの血液中に極微少の生命体ソマチットが存在する」という仮説を思い出す。

この学説によりフランスを追い出され、カナダ・ケベックで活動。ソマチットを活用することで、多数のがん患者を治癒させるが、医師法違反で逮捕。しかし、大勢のがんから助かった人々の助命嘆願運動で釈放された人物である。

残念なことに昨年の二月一六日に、ケベックで九四歳の生涯を閉じた。日本からもソマチットの研究者たちが、少人数であるが生前のガストン・ネサンを訪れている。

日本のソマチットの権威と言われて、その普及に尽力していた研究者も突然、亡くなった。

抹殺されたという情報もある。安保博士は生前の講演で、「私が突然亡くなったら、消されたと思って下さい」と話していたらしいが、医療マフィアの暗躍があるというのも「都市伝説」に過ぎないのだろうか。

それはさておき、グラハム・ロック博士のことである。

ロンドン大学の教授であるロック博士は、腸内細菌の国際的なエキスパートであるが、日本における藤田紘一郎教授と全く同じことを指摘している。

「高度に近代化した国々では、自然環境の微生物や寄生虫とヒトとの接触が減っている。これらの生物は、人類の進化のうえで免疫系のパワーを左右する重要な役割をはたしてきた」

はっきりわかり易く言えば、殺菌剤を日常で使い過ぎて、微生物を生活から追い出している。ある程度不潔であってていい。フランスパンを手でじかに持つように……。

免疫の力は腸内細菌によっても養われるが、その腸内細菌のバランスが、すっかり崩れているのが現代人だという。

要するに、すぐ風邪をひく。アトピーやアレルギー、花粉症で悩むなど、免疫の力が弱っている分だけ様々な症状や病気を引き起こすことになるが、その大きな原因は腸にあるとしている。腸内細菌の種類の数と、そのバランスの問題なのだ。

研究によれば、アマゾンのヤノマミ族の腸内に棲んでいる細菌の種類はおよそ五〇種類であり、一般的西洋人の腸内には、数種類の細菌しか存在していない。

この稿を書いているのは、ガルニエ宮から二、三分の近くのホテルでだが、パリ生活での三カ月近い食生活のために、腸内細菌のサプリメント「ハーモニー元菌」を三袋持ち込んでいる。

日本では玄米を基本にしているため、どんな「変チョウ」(!?)が起きるかわからないための用心である。

たまたま、革命的ともいえる腸内細菌の開発を、土壌菌を中心になしとげた人物と知り合って、星風会でも取り扱わせてもらっている。

「ハーモニー元菌」というのは、私がつけたサプリメント名である。自然大豆の発酵から生成され、服用しているとわかるが、「便」の臭さがなくなってくる。それが腸内の理想の姿だ。

腸内細菌が、正しく健全に機能しているので、腸内での腐敗がないことになる。それが目安になる。

脳腸相関からみても、腸内細菌のバランスのとれた作用が大切であることがわかる。腸内が元気であるとき、気力も体力も能力も充実することが実感できるからだ。

しかし、「ハーモニー元菌」と出会ったのは、「肝転移」し、手術した五年後のことであり、二度目の手術のときは、今から振り返ると、さんざん試行錯誤を繰り返すという、開発途上であった。

ストレス解消に役立つ方法のもう一つ。これは、いつでも、どこでもできる非常に便利な方法で役立つはずだ。私はセミナーで、しきりにこれを皆さまにすすめている。

今からおすすめする方法の基本となる内容を、私はかなり前にＤＶＤに収めて、メンバーの要求に応えている。

それは「リアプレイザル」という方法であり、ハーバード大学のアリン・ブルックス博士が、三百人を集めて実験し、すでにその効果を確認している。

たとえば――

新しい職場でスピーチをする。

面接を受ける。

初めてのパーティーに出席する。

お見合いをする。

重要な取引をする。

どんな局面でも、人によって違うが、緊張したり興奮することは多い。だが、緊張であれ、興奮であっても、人体の反応という点では変わりはない。重要な取引に成功して興奮するのも、見知らぬ人々の中でスピーチをする直前の緊張も、われわれの体の心臓はドキドキ拍動が早くなってしまう。するとどちらの場合もコルチゾールが分泌される。

これは、外部の刺激に対して、肉体的な態勢を整えただけであって、こうした体の反応を、興奮と解釈するのか、緊張と判断するのかは、脳に委ねられる。

原始時代から、さまざまな危機の中で生き抜いてきたのは、緊急事態にどれだけ反射的に、リスクに対して態勢を整えるかが問われ続けたからであり、理屈抜き（脳の判断）の行動があったからである。

いわば、緊急事態であれば、それが興奮なのか、緊張なのかなどというのは、どちらでもいい。生命を守るのが先なのだ。

だが、現代人の私たちはテロや災害以外の場合なら、日常性でのことなら、ここで自分の感情をコントロールすることで、ストレスから逃れることができる。

たとえば、スピーチでも面接でも、緊張してきたなら「よし、楽しくなってきたぞ」とか「ウン、一丁やってやるか」でもいいし、「ワクワクする」「これはきっとうまくいく」「ワクワク感を相手にも分けてやろう」とするのだ。

これは脳の意図的な働きである。ストレスを、前向き・発展的な言葉や考え方に転換することで、自分の感情を再構築し、コントロールできる。これが、「リアプレイザル」である。ストレスを受けないで済む。あるいはストレスをたちどころに変換できる。

実際に私が体験した話。東京・杉並に住んでいるとき、いつもの散歩コースを歩いていると、自転車に乗った中年男性が、すれ違いざまに、私を振り返って、「バカヤロー」と怒鳴った。唖然として彼を見ると、肩を怒らせて走り去った。

次は、二十代のころ、ロンドンのビジネス街の出勤タイム。背の高いスラリとしたエリートビジネスマンが颯爽と早足で歩く。

そのうちの一人が、私に向かって振り向きざまに一言を投げ捨てた。

「イェロー!」

びっくりした。

きっと第二次大戦で、父親か誰かを亡くしたに違いない。

そう思うと、それほど腹もたたなかった。これがリアプレイザルである。

家の近くでバカヤローッと怒鳴られたのは、そのころカルマの法則の勉強をしていたこともあって、「作用・反作用の法則」で、かつて私が誰かを傷つけたお返しがきたのだな、と思ったことと、ずいぶんウップンがたまってたんだなあ…と思うことで、心の波風はあまり立たなかった。これもリアプレイザルであり、肯定的な理由によって、こちらが傷つくことはない。


さて、二度目の手術をする前後ではなく、今となれば、がんという病にかかったことは、良かったと思える。

心理学や気学や、「意識を探求」することをライフワークとする私自身に、がんという一つの出来事が、多彩な角度から思索を与えてくれつつ、また一つの人生の休息をも授けて、これまで見えてなかったものが、見えても来たことに、ありがたささえ覚える。

もし読者のあなたが、この手記を注意深くお読みいただいているとすれば、第一回目の入院中に病院内を歩きながら、なぜかワクワクし、人生にこんな豊饒のときがあったのか、と感嘆したくだりがあるのを思い出されるはずである。

私にとってそれは真実な心情そのものだった。何のために生きてきたのか、その問いに答えは出せないにしても、生きていることの嬉しさが、満ち満ちていた。

病院という、いわば箱の中にありながら、気持ちは宇宙大に広がって、解放されていて生き生きしている。ことばで言えば、そうなるのだろうか。院内を歩いているその一歩一歩、一瞬一瞬に生命そのものの喜びと躍動があって、見るものすべてが輝いている。

あえて言えば、それは、物理的にも心理的にも、ほんの短い時間であっても、全くストレスのない状態だったと、言ってもいい。

ここで、日記に戻ろう。

二〇〇八年（平成二十年）十二月八日（月）

手術がこの日。

入院のときから、すでに手術日は決まっていたから、準備に焦ることもなかった。

やはり、立ち合いは、実弟の忍と枝美佳のふたり。

助骨一本取り去る、とインフォームド・コンセントのとき、イケメン医師はこともなげに語っていた。助骨を取らないと手術できない位置に患部があるのだろうと、その時は思った。

数時間の手術を終えると、要看護の部屋に移された。多分、麻酔からさめるのを待つのだろう。

手術直後のことは、冒頭に書いた。主治医は、両手にのせた生々しい肝臓を枝美佳と忍に見せた。そして「余命三カ月……」云々のことばを聞く。しかしその前に、「りっぱな肝臓で、一般より大きい肝臓でしたね…」という言葉が添えられていたとも、あとで枝美佳から聞いた。

……漆黒の闇の中で、私は目覚めていた……「――」……。

意識はクリアにあると思っているが、なぜか、真っ暗である。ここはどこだと思うけれど、どこを見ても闇、というより黒なのかなぁ。三六〇度闇とは一体何なんだ、と闇の中で考え続けている。広い、広い、何も無い広がりだけ……意識はクリアーなのに、闇がどこまでも広がっている。けれども深く安らいでいて、いつまでもそこにいたい感覚、永遠の闇のその広がり……これが「無」なのか。

その中に一体化しているような自分。深く安らぎ穏やかな心地良さ、何もない広がりに一体化しているような、浮いているような感覚。意識だけの無限の広がりの闇としか言いようのない空の世界……永遠にそこにいたい安らぎ……。

私に声をかけているのではない。どうやら、同室に何人かいるらしい。心地良い闇のなかで、やり取りの声だけが不快なのだ。

「○○さん、○○さん、聞こえますか、○○さん」

ずいぶん、シツッコイね、この看護師さんは。それにしても、同室のおじさんも早く返事すりゃいいのに…。闇の中で思う。

……僕より若いじゃないか、六十歳とちょっとだ。闇の中なのに、おじさんの事がなぜかわかる。でも真っ暗の中で安らいでいたい。

また、耳障りな声。「○○さん、○○さん、生年月日は……？ ハイ、何年ですか？

昭和二十年……ハイ、なん月？」

やっぱり僕より若いよ。そして闇の中から、看護師の声。

「村田さん、村田さん、生年月日は?」「一九四二年一月十六日」

闇の中で、答えると、看護師同士が呟いていた。

「あらこの人、西暦で答えたわよ」

やがて、闇が溶けると、はっきり病室が見えた。


そこで二晩過ごし、いろいろ処置をされてから、病室に戻った。

十二月十日(水)

経過は順調。ずっとお世話してくれるのは、看護師さんたちだが、女優似研修医は、インフォームド・コンセント以来、姿を見せなくなった。担当科が違うからだろう。執刀した主治医とも顔を合わせる機会がなかったが、イケメン医師は、ことあるごとに、小まめに病室に顔を見せてくれた。

食事もだんだん固形物になる。

この日のランチは、

五分粥
清汁
つけ焼き
ゆず味噌かけ
おひたし
梅干し
昼は、それの三分の二を食べた。

十二月十二日（金）

朝。普通食
米飯
味噌汁
だし巻き卵
ソテー
味付け海苔

フルーツ
牛乳一本

昼（普通食）（完食）
米飯
味噌汁
ぶりの照り焼き
染おろし
煮物
コーヒーゼリー
Ｐクリーム

夜（普通食）（九・八…残り〇・二）
米飯
味噌汁

魚の南蛮漬け
網焼き
D醤油3ミリリットル
切漬
フルーツ

十二月一六日（火）

この日の朝は、パン食であるが、驚いたことに、バターではなく「Pマーガリン」とあって、マーガリンが出た。びっくりする。マーガリンを誰が選ぶのだろうか。管理栄養士なのか。

マーガリンは、最悪ではないのか。脳にも悪い影響を及ぼすはずだが……。

食事に不満はなかった。

ただ、腹部に通されたチューブが、動きを制限するし不快であったが、そこから体外へ体内の不必要な体液を出すために必要らしかった。

いつもの青年医師からは、もう少しで抜けますから、その間辛抱して下さい、と言われた。

十二月十八日（木）

看護師長が病室へわざわざ現れて、細々と説教のような、注意を受ける。点滴をいじりながら、語る言葉は、どうも私の入院態度についてのようだ。

そういえば、若い看護師など三、四人と親しくなって、雑談が多い。看護師さんたちも息抜きを兼ねて、病室に遊びに来る。

出版して一年くらいの本をプレゼントしたりしたのが、よくなかったのかもしれない。良好な人間関係は、ストレス解消に大きく力を発揮するのだが、仕事の邪魔になったのかも知れない……。


大腸のときもそうだった。病室の窓から見える、その切り取られた空間にあるのはボストンの街並みにそっくりだったと前に書いた。

ちょうどそのとき、三十歳半ばの看護師が「今度、配属された○○です」と挨拶に来て、「ボストンの研修」からもどったばかりです、という。じゃ、ここから見える風景をご覧なさい、というと、「わぁ、似てます、似てます」と歓声をあげた。注射も上手だし、すべてテキパキして心地よい。

そのとき何人かの方々と雑談したりしていたが、そのボストン嬢も、それから三回ほど来て、プッツリ来なくなった。

配置換えなのかも知れないが、六十代半ばに見える説教看護師さんは、最後まで配置換えはなかった。

看護師長の訪問を受けて以来、看護師との雑談は控えた。しかし、イケメン青年医師とは、ますます親しくなった。彼が、休憩時間の折、若い研修医の男性たちに「そうだよ。村田さんの場合は、完全な健康体だからネ、そういう点で」と、私を材料に講義しているのを聞いた。

「健康体」という言葉が印象に残り、そうか、がんの患部以外は、健康そのものなんだ、と解釈した。そういえば、数値的には腫瘍マーカーも、その他の項目もどんどん正常値になっていた。

十二月十九日（金）

脇腹から出ていたチューブが抜かれてせいせいした。

A大学の院生でもある、そのイケメン・S先生は、やがて地元に帰るという。病院の名前を聞いて、枝美佳がインターネットで調べると、地元ではかなり有名で、大きな病院の御曹司である。

帰らざるを得ないだろう、と思った。

十二月二五日（木）

退院前日、関係者に挨拶した。

ナースステーションには、カウンター越しに大きな声で言った。

「いろいろお世話になり、また、ご迷惑をおかけしました。あした、退院します、ありがとうございました」

そこに看護師長が居合わせたかどうかは、わからなかった。後に、教授に昇格する親切な主治医にもご挨拶をする。通院で少なくとも五年間はお世話になるかもしれないのだと思うと、挨拶もおざなりには出来ない。この日、クリスマス。

十二月二六日（金）

無事に退院。

入院中から「生活習慣改善」のプランを具体的にたてていた。

・ストレス解消法
・生活のリズムの改善
・食生活の吟味と徹底
・運動の方法と実践
・実践哲学・気学の徹底活用

これに加えた効果的な治療法があるか。その時の情報としてメディアに登場しているのが、

※高濃度ビタミンCの点滴注射
※免疫細胞療法

であり、高濃度ビタミンCの点滴注射の病院と免疫細胞療法の病院へ、入院中に電話をしていた。

しかし、ビタミンCの病院の場合は、電話口に出た方の対応や発言の仕方に、最新の治療法のあり方への信頼はもてないという判断をして、電話を切った。

免疫細胞療法を受けてみようと、心に決めていた。

十二月二七日（土）

免疫細胞療法の予約をしてあるクリニックを、下見と気分転換を兼ねて、探し当てる。

小ぶりだが、白い清潔そうな建物。駐車場もある。自宅から車で三十分前後。東南に位置して、気学上も問題なし。

年明けの第一週からの予約は入院中にしてあった。

一月六日（火）

昨年の暮れから、本日まで栃木県那須の御用邸近くの自分の山荘で過ごす。

イーストビックと枝美佳と三人で、八〇〇坪の雪の積もった庭や、周辺の裸になった樹林の間を歩きまわる。

雪景色がいい。イーストビックは、リードを外してやっても、遠くへ行かずに、私と枝美佳の足にまとわりついている。私が二人から離れて、五〇メートル先で「イーちゃん！」と呼ぶと、雪の中を転ぶように飛んでくる。

逆に、枝美佳が呼ぶと、また転びつつ走っていき、小さなピンクの舌を出して肩で息をしている。

彼女が抱き上げると、顔をそむける彼女の頬をベロベロなめている。枯れた木立をぬって、ちらちら、粉雪が舞ってくる。

……冷たく頬にかかり、頭にも柔らかく積もる。静けさのなかで、イーちゃんとたわむれる妻が、遠くからこちらを見て、ニッコリする。

……生きていて、よかった……。呟き、雪空を見上げると、なぜかドッと涙があふれ出てきた。

一月七日（水）

那須の別荘から、車で約二時間、西日暮里の自宅にもどり、一日ぬくぬくと過ごす。

毎年刊行する「強運を創る〜二〇〇九年の展望」のゲラ刷りの校正を半分ほど終えた。

「焦ることはない。いいペースだ。調子よくすべて終わるさ」と、自分に言い聞かせる。

ストレスをため込まないための、「リアプレイザル」である。

一月十三日（火）

いよいよ免疫細胞療法の開始。

その前に医師のプレゼンテーションがあり、そのあと手順や費用の説明。

初回は二十一万円だが痛い。自分の免疫細胞を用いて、がんを治療する副作用の少ない治療法とされている。

自由診療だから、やむを得ない。

二回目から十数万円となる。今日がその日だ。正確な表現ではないが、事前に採取し処理した、私の血液を私の身体にもどす。

ほぼ点滴の要領で、座り心地の良いリクライニング椅子に掛けて三十分〜四十分間で注射し終える。

個人差があるのだろうが、血管にもどされる間と、終わってしばらくは、身体全体が熱くなっていく。その変化が、効果があるように感じられるのが面白い。

月一回。十二、三万円。

血液を採取されるのだが、一般の病院の項目とは違った腫瘍マーカーに代わる血液検査の基準があり、それを見ながら症状を判断するらしい。


担当の医師に聞いた。

「これを続けていると、抗がん剤とかの副作用は抑えられますか？」

「抗がん剤を服用されていますか？　カルテにはお書きになっていませんが……」

「いいえ、抗がん剤の服用は、大腸のときも、現在もありません」

「それは、良かったですね。万一、抗がん剤服用となっても、副作用は一〇〇％とは言えませんが、軽減されます」

それ以上の質問は控えた。実際やってみないとわからない。データがキチンと出ているなら、自由診療とはならないだろう。質問するだけ無駄だろう。

一月二九日（木）

大腸の主治医と肝臓の主治医による、それぞれ一日ずつのA大病院での連続二日間の毎月の定期検診が始まっていた。大腸のほうは、会陰部の間欠的疼痛も全くなくなり、すこぶる順調だった。

一方、肝臓のほうは、恐れていたことがはじまった。抗がん剤の服用である。主治医は、

「新しく開発されたもので、比較的副作用が少ないとされます。副作用がないわけではなく、これまでよりはおだやかです。えッ⁉　そうですね。髪は抜けたりは無いし、吐き気などもないはずですが、爪が少し黒ずむことがあるようですね。

さしあたり、三クールを目安でやってみましょうか。

一クールですか。それは三週間続けて服用し、一週間お休み……詳しいことは、薬剤師の先生にお聞きになってください…」

ありがたいことに、その抗がん剤は、点滴ではなく、服用であった。錠剤を決められた量、決められた期間、毎日、自宅で規則的に服用するものである。

新薬一袋一カ月で約七万円。新しく開発された薬だから、一種の人体実験であろう。大学病院は、病気の治療だけでなく、医療の発展のための研究機関でもあるから、試験的に行うのは、当然なことだろう。

しかし、主治医にすすめられると、それを患者本人が断ることは困難だ。人間関係がギクシャクしてもいいという、勇気が必要である。だから、可能なら患者に代わる人間が、その役割を果たすほうがいい。

あっさり、主治医の要望を受容したのは「服用」だったからだ。場合によっては服用しなければいい。

二月五日（土）

朝、爪を見て、ドキッとする。黒ずんでいる。黒のマニキュアをしなくてもいいかな……。いや、冗談を言っている場合じゃないだろ。不気味だよ。

その日、服用をやめた。

二月八日（日）

抗がん剤の服用をやめて四日目。

爪が黒ずんだのは、心なしか薄くなった気もする。抗がん剤の服用を本日もやめよう。忘れたことにする。

別に体調に変化はない。肝臓の一部を取ったのだから、疲れやすくなる、というが、そんな自覚はない。

普段の通りの生活だ。

ただし、酒を断ち、菜食に切り換え、肉の代わりに、時折魚料理にした。

二月十日（火）

昨日の大腸検査と本日、それぞれ朝一番の予約で、A大病院の定期検診に出かけた。

本日の肝臓の主治医もご機嫌である。

「問題なさそうです。いつものシナールを出しておきましょう」

「お願いします」

多くを語らず、さっさと辞去する。抗がん剤の服用について聞かれたらどうしようと思っていたが……。

二月十三日（金）

免疫細胞療法二回目。

数値を見ながら、担当医が聞く。

「その後、数値どうですか？　Ａ大病院で何か言われましたか？」

「いいえ、何も……」

「こちらの数値は上々ですよ。このまま続けられると、心配なさそうですね」

爪が黒くなった副作用のことは黙っていた。たぶん、気休めの返事しかもらえないだろう。

三月十六日（月）

A大病院、外来。きのうの大腸に続き、肝胆科の朝一番の予約。入口から入っていくと、本日の患者数三九八二名という貼紙が目に入る。毎日、来院者数を張り出しているのだ。

これだけの人数を毎日さばいているのだ。先生方が患者とゆっくり症状について話し合っている暇はないはずだ。

四月のCTの予約を肝胆科の主治医が行ってくれ、「このまま、順調にいけば問題ありませんね」と声を添えた。聞かれる前に、笑いながらこう言った。

「ありがとうございます。……時折、抗がん剤をのみ忘れることもあるんですよ」

「ああ、いいんじゃないですか、時折、忘れるくらいなら（笑）」

と軽く聞き流してくれた。

A大病院と免疫細胞のクリニックの両日をはさんで、東京に居る事に決めていた。その間、セミナーやカウンセリングやヒプノセラピーを行い、できるだけ那須高原の山荘で、ゆっくりと休養をとる。

あとは、大阪・京都地区。北海道・沖縄と巡り、時折、海外へメンバーと行く。そんな日程であったが、食事の問題があった。

その頃、実家のすぐ近くにマンションを借りて、関西エリアの拠点にしていた。その関西へ妻・枝美佳の車で移動するときは、食事の問題はなかった。私の身体に無理が来ないように、お気に入りの車を京都用として実家に預け、わざわざステーションワゴンを購入してくれた。車内で原稿が書け、疲れると車内で寝られるように、枝美佳がすべてを整えた。

同時に食事も、豆腐や野菜など調理したものを積み込んでくれたので、むしろ快適で楽しくさえあった。

イーストビックはそんな生活にも慣れ、大の車好きになった。那須をはじめ、一緒にいろいろと移動した。

イーちゃんは人間にたとえると、絶世の美女だ。港区六本木生まれで、瞳が大きく、黒々とした低い鼻は尖ってなくて、両方の瞳と鼻の黒さが愛らしい三点セットの赤毛。血統書付きで上品だ。

車の窓から、小さな首を出して髪をなびかせるさまに、誰もが振り向く。イーちゃんのさまは、何から何まで名画を見るおもむきがある。

銀座にあるワンちゃんの店に行ったときも、最高値が百万円前後もするのに、イーちゃんを超えるトイ・プードルはいなかったなぁ…と枝美佳にいうと、「親バカの見本にされるよ、人にそんなこと言ったら」と笑われてしまった。

ペットが我々を癒してくれる、というのは間違いない。

そもそも、愛（いと）しい対象をもつことは心身の健康によい。科学的にも証明されている。可愛いとか、愛しいとか大事に育みたい、と思った瞬間から、脳にはある活動が生じる。さまざまなホルモンが分泌され、なかでも対象に愛情をかけると、オキシトシンというホルモンが出て、それが我々を生き生きと活性化してくれるのだ。

愛する対象、信頼しコミュニケーションをとれる対象をもつ人は、孤独な人よりも十五年も寿命が延びるというデータもあるくらいだ。

大腸の手術で入院中に、六本木のペットショップから、まだ店頭に出る前の、二五〇グラムの手のひらに乗るイーちゃんを譲り受けたのだ。

病棟の入口にまでしかペットは入れないので、ある日入院中に裏口のベンチで、わざわざ待っていてくれた愛情深く親切な義母と、その膝に乗っているイーちゃんに会ったのが初対面だった。

四月十三日（月）

大腸も肝臓もＣＴの結果や血液検査の数値など一切問題ない。

肝臓の主治医は満足そうにうなずき、最初にお願いしていたこともあって、検査の都度、検査数値のデータを三枚ほどプリントアウトして手渡してくれた。

「ありがとうございます」

深々と頭を下げた。そうしながら、これでよし、予定を実行するぞと、決意をあらたにする。

枝美佳の車の助手席に乗り込む。待っていたとばかりに、イーちゃんがすかさず、膝の上に乗ってくる。

ルンルンな気分……！　枝美佳が、

「嬉しそうね」

と、運転しながら言う。

「予定を実行するぞ！」

「いやぁ、CTも何もかも、みんな経過良好なのね、大腸も肝臓も……！」

「そう、それだけじゃない。抗がん剤は、何クールもやるんでしょうか？と聞いたら、あっさり、この調子ならやめましょうか。もし、お望みなら……ってね。だから、抗がん剤ももう終わり！」

「よかった、よかった。だって呑んでなかったでしょ（笑）」

「高いしネ、細胞免疫と合わせると、毎月ほぼ三十数万円の現金の医療費だもんな」

と言ったあと、「しまった」と思った。

実は、五日から毎月、東のハワイ・ホノルルに気学の次元層採りをはじめようと、話していたばかりだった。

お金の件を意識すると、決心が鈍るし、枝美佳に反対されても困る。だが、彼女はそれに関して理解を示してくれた。

「健康が第一だし、気学で健康になり、運までよくなるなら、お金はどうにかなるわよ」

五月十一日（月）

ホノルル。天気良好。まぶしいワイキキ・ビーチ。

最初は一週間の滞在。

予約するときに、同じ部屋に泊めてほしい、決まった日に毎月、そこへ通うから……と、ファックスで幾度もお願いをして、最初に、そちらへ行ったときに打合せをさせて下さい…とお願いをしておいた。

ハワイには、以前に仕事で何回も行っていたし、グループでコンドミニアムも所有していたが、しかし、そのグループを離れてからは、久しぶりであった。

実はニューヨークに毎月十回通うつもりだったが、七回目で肝臓手術となって頓挫し、十回までできなかった。気学上は、これではせっかくの祐気は帳消しになり、場合によっては尅気を増やすことになる。

だから、ニューヨークは無理にしても、ハワイで東の祐気採りをやり直す、と当初から考えていたことだった。

ワイキキ・ビーチに面したそのホテルとの交渉は成立し、年間スケジュールを提出。五月から十カ月間、つまり翌二〇一〇年二月まで通う、と約束した。

六月十四日（日）

すべて順調。仕事量も増え出す。しかし、必ず休息の時間を入れた。徹夜はしない。だが、時折、午前零時を過ぎる就寝もある。

六月十八日（木）

野菜はたっぷりと摂る。

だが、玄米食を徹底するのは困難だった。外食が多いから……。ついついインド料理やイタリアンなどの好物に向かってしまう。その日の細胞免疫療法を終え、そのクリニックの近くに本格的なイタリアンのレストランがあった。「生スパゲティ」が売りである。

クリニックの検査結果も上々であり、何の心配もなかった。

しかし、クリニックのコメント欄には必ず「……ぜひ、この状態を維持するために、療法を続けましょう」とある。

イタリアンレストランで枝美佳が、そのコメントを見て言った。

「いいじゃない。でも、いつまで続けるの？　その目安はないよね」

「そうだね。そもそもこの療法は、十数年くらい前かな、結婚直後あたりか、健康そのものだったとき、小林三剛先生にすすめられて、その療法の取材をかねて受けたことがあるんだよ。院長先生と対談して「星風アカデミー」誌に載せたじゃないか」

「へぇ、そうなの？　忘れた（笑）どこも悪くないのに受けたの？」

「そう、取材を兼ねてね。健康な人でも、受けておくと免疫力が上り、いろいろな予防効果があるからっていうことだった。

でも、その頃、厚生労働省から指導が入り、メディアでいろいろ取り沙汰されて、しばらく、この療法は消えたと思っていたけれど、改善されて復活したんだろうね。研究データを見る限り、効果ありそうで、副作用も心配なさそう。以前は、若くて健康な青年の血液を採取し、それに手を加えて白血球・リンパ球を活性化して注射したはず。今は、そうでなく本人のものを使うように改善研究されているんだよね」

「あんたって、ホント、新しいもの好きなのよね（笑）」

そんな声に、ますます上機嫌になって、枝美佳に言った。

「これから天気が崩れるらしいけれど、このまま茨城の温泉宿に行ける？」

「もちろん、そのつもりで、いつも荷物は積んであるから、心配いらない」

過去に何回か東の祐気採りで行っている、利根川沿いの日本旅館で、昭和の大俳優・石原裕次郎さんらも「太陽にほえろ！」のロケで使った旅館だ。

旅先で救急病院へ…なぜ!?

その日の夕方――。

二間の和室でスーツケースを広げる枝美佳が、「別館で夕食だって」という。別館に行く。テーブルいっぱいの料理が並んでいる。

「わぁ、ご馳走よ」

と、明るい声を聞きながら、ここへ向かう車の中から、右脇腹を中心にしてしくしく疼痛がはじまっていたのが気になる。

ゆっくり椅子にかけて、温かいスープを口にする。

胃がむかつく。胃の奥が膨らむようで、脇腹全体から胃部全体が膨張するような感覚が広がっていく。

そっと、箸を動かし、静かに深く呼吸する。

枝美佳の、どうしたの？と言うことばを聞いたとたん、痛みが全身を走り体を起こした。

……我慢できず、支えられて部屋に戻って洗面台に吐いた。

夜八時前後まで我慢したが、我慢の限界を超えて唸り出した。枝美佳が宿の社長であり、街の民生委員でもあるご主人に、症状を訴えた。

すると、ご主人が自ら車を運転・先導して夜道を走り、救急病院へ連れていってくれた。

五十代ぐらいの担当医は、言葉少なにチェック。脳と心臓のチェックとCTをとり、痛み止めの注射を指示。てきぱき動く看護師の処置の合間に「多分、神経症でしょう。幸い脳や心臓の重大疾患はないので、安静第一にして下さい」。

痛み止めの薬が処方された。

旅館に戻った時、夜十一時。

気が遠くなるような、田舎の夜は深く静かだが、雨が降り出している。

部屋で安静……と思っているそばから、痛みはぶり返し、胃には何もないのに吐く。

あぶら汗が流れる。身の置き場の無い痛み。

「スマン、A大病院へ走ってくれるか！」

それしか言うことができなかった。

夜十一時、途中から豪雨になった田舎の夜道を車は疾走した。

助手席では身をのけぞらせて、低くうなることしかできなかった。

六月十九日（金）午前二時

大学病院の救急口の赤いランプの前に、枝美佳はタイヤをきしませて車をとめた。

救急のカウンターに頭を乗せてうなっている私に、

「なぜ、電話をしないんですか！　なんの連絡もなく、いきなりなんですか！」

当直の三十才前後の看護師は、本気で怒っていた。しかし、言いながら、テキパキ手配をしている。

まさか豪雨の中、旅先の水戸から一気に車を飛ばしてきたとは知るまい。

担当医は、長身の白面の紳士といった雰囲気。温かくしかもクールな指示を医療スタッフに出す。午前二時の救急で、よくこんな対応ができるな、と痛みながらその医師に感嘆していた。

ベットで応急措置をしながら、医師は言う。

「カルテでは、○○先生が主治医ですね……この症状は、胆石症です。鎮痛剤も出しますが、村田さん、最もいいのは、絶食です。水はいいんですよ。いま、午前三時、手術は出来ないので、いったんおもどりになってから、必ずもう一度来てください」


自宅にもどったのは午前四時三〇分。

もうすぐ夜が明けるな…と思いながら、ぐったりと布団の上に横になった。

目覚めたとき、午前十一時。

すでに起きていた枝美佳が、「鎮痛剤」と水を持ってきた。

「いらないよ」

「薬をのんでおいたほうが、いいんじゃないの?」

「大丈夫、痛くないし、もうおさまっているから、のまなくていい。むしろ、のまないほうがいいと思う。というのは、鎮痛剤のんでも、胆石が消えるわけじゃない。痛みを一時的に止めるだけ。体にはのまないほうがプラスだし……」

「わかった。何か食べる？」

「いや、夕方まで絶食するよ。白湯はもらうけど……」

「そういえば、ここずっと白湯をのんでないものね。それどころか、みんなと一緒に、いつも脂ギラギラのインド料理に通い過ぎたのと、あの生スパゲティが決定的だったと、私は思うけど」

確かにそうだ。家の近くのインド料理店に、毎日のように通い、店長ともに親しくなっていた。その上、付き合いで、時折アルコールも飲んでいた。

布団の上に座って、気学暦手帳を出してチェックしてみた。わぁ、これはいけない！

もう、手術はしない

ここで、日記から離れて、通常の記述にもどろう。

「余命三カ月」と言われながら、せっかく順調に回復して、手術前と同じ活動をし、六カ月が過ぎようとしていた矢先に、胆石の発症である。一難去って、また一難……！

東洋医学でいえば、肝臓と胆のうは兄弟のような存在で、両方とも「木気」が司る。東の祐気（次元層採り）……ニューヨークは七回目で半端に終わったため、ハワイの東で再開。加えてもっと身近な国内の茨城の日本旅館で、休養を兼ねて妻と二人での祐気採りだったはずだ。

星風会発行の気学暦手帳を開ける（一般市販の暦は、気学的には江戸時代に改ざんされたままを使っているので、間違った暦）。

気学暦手帳を見て、祐気だと思ったのは最悪の尅気であり、私の大きな錯覚であったことがわかった。

久しぶりに妻とともに、祐気の旅が出来ると思って予約した日本旅館は、以前に何回も行っていたが、この日は「五黄殺」の気のまわった最悪の日であった。しまったと呟いたのは、この間違いのことであった。

前にも触れたが、これまでに何回か私はこの、五黄殺という大きなマイナスの気を冒している。これを冒すと、よく錯覚による間違いを起こすのである。特に「五黄中宮の日」

がそうなりやすい。それが国内の近場であっても、過去の積み重ねで、今度は肝ではなく胆にどっと出たと思った。

ちなみに、一緒に行った妻の体調は、下痢くらいで治まり、ほとんど影響がなかったのは、過去のマイナスがなかったからである。

そうしたことを考えた結果、私は、胆石の手術をしないと決めた。

胆石の症状が落ち着いた月曜日、約束通りに大学病院に行った。担当は別の医師に代わっていたが、手術をしない旨を伝えた。

「救急で胆石の処置をしてもらったんですね。手術はしないとか……」

と聞かれて、そのときはキッパリとした意思表示をした。

「ハイ、手術はしません」

「うーん、何回か発症するかもしれませんよ。そのうち、そこが肥厚して、いざ手術となると、かなり難しくなるけど、それでも構いませんか」

「ハイ」

「わかりました。仕方がないですね」

病気と縁を切り、幸せになる三つのこと

一般的には胆石発症の痛みは、誰でも耐えられず、即手術になるという。しかし、痛みは耐え難いが、胆石を取り除いても、また再発する可能性があるわけだから、「生活習慣」を変えて、発症しない体質を維持することが大切だろう。**胆石は、ストレスと食事がテーマだ。**しかし、一体オレは、原因を知りながら、なぜ体をもっといたわらないのだ！　しかし、もう手術はしない。

これまで、二十歳前後の急性盲腸炎の手術と合わせると三回も開腹している。もういいだろう、手術は。そう思った。手術は卒業！

手術するために生まれてきたんじゃない。病気を治すために生きているんじゃない。「がんと共に生きる」という人がいるが、私はそのために生きているんじゃない。自分の人生でやりたいことをやるために生きている。

繰り返し、自分に言う。がんのために生きているんじゃない。やるべきことが山ほどある。もし、がんが邪魔をし、胆石が足を引っ張るなら、そうされないようにすればいい。なぜ、

お前はそれができないのだ。

せっかくここまで生かしてもらいながら、やりたいことをやり、生きている意味を確認する自分なりの生き方を、なぜ、しないのだ。

「為せば成る、成さねばならぬ何事も、ならぬは人の成さぬなりけり」だろ！

お袋に教え込まれ、幼いころから、口ぐせのように言っているお前は、本当の意味が分かっているのか！……激しい自問自答であった。

答えはわかりきっている。

がんと縁を切り、胆石の発症を抑える生活をしたらいいだけのことじゃないか。

自分が知っていることを、実践・実行に移すだけで、望む生き方が出来るのだ。進むべき方向性も方法もわかっているのだから。安心して、その道を進むことだ。

かくして自問自答し、自分を励ますしかなかった。たった三つのことを実践するだけで、望む人生が歩めるのだ。自分に言い聞かせ、ノートに書き、納得させる。しかも、ありがたくうれしいことに、この三つは、自分のライフワークとして目指すところと、一致している。

つまり、生きる目的と健康になる手段とが、一致していることにあらためて気づいたのだ。

これがもし、政治家や実業家や芸術家を目指し、大成功するというのが、生きる目的であったなら、三つの項目は手段にすぎず、その目的のためのあらたな道筋の手立てをする必要があるだろう。だが、ここでも明確にしておきたいが、どの分野であれ、現実的成功には、今から述べる三項目は必須であり、特に最初の項目は、「最小の努力で最大の効果を生む」法則として、すなわち「最小最大の法則」として、あなたが望むことがらの成就を大きな力で後押ししてくれるはずだ。

さて、あまりに前置きが長くなった。その三つをあげよう。

1、意識の拡大（瞑想や気学の実践）
2、ストレス解消（瞑想や気学の実践）
3、生活習慣の改善（食事と運動）

たったこれだけだ。もっと単純化すると、生命活動の最も基本的な条件「休息と活動」

のバランスをとることと言い換えてもよい。しかし、抽象的すぎるので、少し色をつけて、三項目をあげたわけだが、まだ具体的ではない。

しかし、多分どの項目も具体的な想像がつくはずだろう。特に三番目はそうであろうと思われる。

健康情報はあふれるほどあって、基本的な生理学や人体の作用機序がわからなければ、断片的知識の集積に終わる。サプリメントの使い方も同じだ。

これまでも私なりの方法や知識を展開してきたので、あなたなりの知見を加えたり、新しい分野にアプローチする参考にしていただけると幸いだ。

もう一度、三つの項目をご覧いただきたい。私にとって、重要度の高い順序に並べてある、しかし、それを全く逆にしてもよい。なぜなら、この三項目とも、じつは密接につながるループのように影響しあっているからだ。

たとえば、「生活習慣の改善」とくれば、まず食事であり、運動であり、規則正しい生活のリズムである。

食事といえば、欧米食になりすぎず、野菜など植物繊維が多く、ビタミン・ミネラルが豊富である食品、玄米食などを選ぶ。三白（砂糖・精白米・卓上塩）を避け、特に水・油・塩の選択に気をつける。満腹を避け、腹八分から七分に抑えてよく噛むと、十五種類の効果あり。さらにタバコ・アルコール（この二つについては、後で触れたい）を避ける……ｅｔｃ、ｅｔｃ…といったことは、健康にとって常識的なことばかり。

だが、これらの食生活は、身体の負担を減少させて、さらに心身の調和と健康に寄与する。先にあげた二番目の、「ストレス解消」にも大きく貢献するのは間違いない。

このように改善された正しい食事と、規則正しいリズムの生活における瞑想は、マインドフルネスの科学的瞑想のストレス解消をはるかに超えた究極の意識状態へといざなう。つまり①の「意識の拡大」につながっていく。③→②と来て①、どちらでもいいのだ。

ついでにいえば、マインドフルネスの科学的アプローチの瞑想は、潜在意識のある一定のレベルの領域における効果はあるが、それを超える、つまり知性を超越した根源的領域へは到達しないし、できない。

なぜなら、マインドフルネスは、知性によって設計された知性を活用するスキルだからだ。普通にいう知性は、本当の叡智（知性）の氷山の表に出ている一部に過ぎないからでもある。

あらゆる存在に共通する根源的なもの

いま、三つの項目についてふれたが、注意深いあなたは、前にふれた同じ三つの生命のインフラを思い出しているだろう。

自律神経系・内分泌系・免疫系は、三つのループ（輪）で、どちらに刺激を与えても、三つの要素に必ず反応が現れる、ということを思い出すはずである。

いま、ここであらたに加えたいことは、生命現象の土台とされる、この三つのインフラは、じつはそれを支えるさらなる基盤があったということである。それが意識だ。むろん、それは、脳科学のいう普通の意識のことではない。名づけるべき言葉がないから、「意識」と言っている。

生命の基盤は「意識」であるとし、何よりも、この何層にも重なる意識が拡大することで、潜在意識の究極の場に秘められた本当の生命エネルギー、**万物を生み出す根源的な意識のエネルギー**に接触し、**それを心と身体に顕現化できる。**

いま、万物を生み出す「根源的な意識」と表現したが、顕在意識から潜在意識の究極まで、幾層にも重なるような意識があって、その究極が「根源的」で「万物を生み出すエネルギーの場」であり、そこははじまりも終わりもない、永遠の場でもある。

ノーベル物理学賞の湯川秀樹博士が晩年になって提唱した素領域の世界がそれであり、量子物理学の死角とされ、日本の物理学会が求めたがらない「空」や「無」の世界だと言ってもよい。

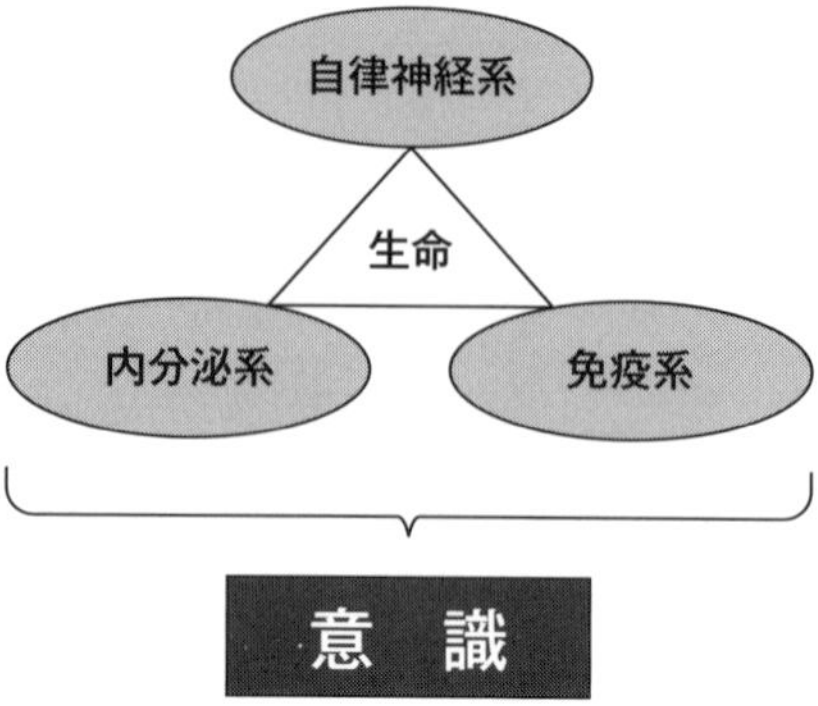

インドの「ヴェーダ」では「純粋意識」と言ったり、中国の道教では「道（タオ）」といったりするが、湯川秀樹博士の弟子の理論物理学者・保江邦夫氏は「完全調和」または「愛」の場であると言い切る。
あなたがそれを理解できても、この見解に反対であっても、もう少し我慢して付き合って欲しい。
なぜ、私が再三にわたって、その場のことを強調したり繰り返すかと言えば、実に大切なはたらきがあるからだ。
もし我々が、その場に意識を広げて一体化する。たとえ一体化しなくても、より接近したとしよう。

すると、たちどころに、自分自身が穏やかで平安に満ち、さらに静かな形で内側から沸き起こる強い生命エネルギーに満ちていく自分を知るだろう。同時に気がつくと、エゴがなくなっているか、小さくなっていく自分自身が、そこにいる。

なぜなら、その究極の場の本質は、保江邦夫理論物理学者が喝破したように「完全調和」であり、「愛」そのものだからだ。

仏教用語風にいえば、「小我意識」から「大我意識」へ移行したということだ。

当然、自分だけよければいいという発想はないから、共存共栄が本質になる。

あなたが私であり、私はあなたである。

一即多。多即一である。この場合、究極の意識の場が万物に共通する単一そのものであり、たった一つのそれから、多種多様な現実が生まれてくる。その多種多様な存在は、奥の奥にある単一の「意識」から、私もあなたも、ものみなすべて生じている。

そのことを一休禅師は、道歌にした。

一人来て　一人帰るは　迷いなり
来たらず　去らぬ　道を教えん

生まれるのも一人、死んで行くのも一人とよくいうが、それは迷妄だ。間違いだと言っている。この世に来るとか旅立って去るとかもない。つまり、無始無終であることに目覚めよ、と説く。

はじまりもない、終わりもないというのが真実であり、始めがあって、終わりがあるのは、現実の現象しかみてないからだ。究極のたった一つの源のあらゆるものを生み出す意識の場は、永遠・無限だからはじまりも終わりもありはしない。これが事実であり真実だと、一休禅師は言っている。

もし、世界の偉大なリーダーたち、大統領や首相たちが、この単一の究極の場を知り、そこに立脚して政治を行ったとすれば、たちまち世界は変わる。争いは消え、平和が実現し豊かさと繁栄が各地に実現する。

だが、現実には今のところ、世界のリーダーたちが、そこを目指す気配はない。第一、そうした場がある、という知識がない。知らないから体験しようともしない。

過去、それを担っていたのが、各地の宗教であった。科学で証明できない分野であったから信仰の形式で、本物の宗教はそこを目指し、その究極の存在を神と言い、仏と称したりしたと言っていい。

だが、この意識の啓発を、宗教に委ねてはいけない。なぜなら、宗教対立は戦争と同じでひどい殺戮が繰り返されるからだ。

宗教と関係なく、少数の先見的鋭さと体験を通じて理解している天才的な科学者もおられるが、さらに多数の科学者が先に気付いて欲しい。そこから次第に燎原の火のように広がっていくだろう。

多数のそうした人々が増えはじめて、ようやく覚醒した政治家や実業家が登場してくるだろう。

それまでは、社会の片隅で目覚めた権力をもたないリーダーたちが、黙々と「意識の啓発」にいそしむしかないだろう。

星風会は、そうした各分野の社会の「意識のリーダー養成」の場でもある。

健康と意識に話をしぼろう。

ディーパック・チョプラ博士らが主張しているように、意識によって「細胞」が変わる。「DNA」が変わる。意識の啓発がすすむと、医薬品はほとんど少量でよく、限定的に使用されるだろう。

意識について、全く何も知らないとすれば、「意識」によって「細胞」が変化するとか、DNAが変わるなんて、想像もできないはずだ。

時折、強い信仰によって奇跡的に末期がんが治ったりするが、強い信仰は、意識でもある。

そもそも、究極の意識から、ものみな生じたとするなら、その究極の場に身をひたすと、病が癒えてゆくのは当然だろう。ポイントは、その場にどうしたら到達できるのか、ということになる。一〇〇人のうち、九九・九人が到達できない場合が多い。

二つの理由がある。その場の存在を知らないこと。もう一つが、そこへどうしたら到達できるかのメソッドを知らない。知っていても我流で効果のない方法をとっていることも、理由としてあげられるだろう。

しかし、私のような手術をしなくても、がんが治っていく人も、星風会のメンバーには何人もおられる。

さて、そこですぐ参考になることをあげておこう。

それは、「習慣は遺伝子を変える」ということだ。習慣とは、簡単にいえば、ある考えのクセが行動に現れたものだから、意識の色合いが、遺伝子を変える、と言い換えられる。

当たり前だが、私たちの「口グセ」、これも一つの習慣であり、意識の現れである。

その口グセと病気の関係を述べたＤＶＤを作成してセミナーを開いているぐらい、私たちは自分の口グセの怖さを知らない。運にも健康にも影響するというのに――。

さてここで、意識について非常に参考になることから、いろいろな方にすすめてきた書籍を紹介しよう。十一名の科学者たちが調査したレポートである。「ヒマラヤ聖者の生活探求」全五巻である。あるいは最近なら、フランス人女性が書いたというヒマラヤのレポートがあるらしい。パリで探したが不明。しかし、ヒマラヤの聖者から許されたという教えを広めている方もおられる。それが、宗門宗派を離れた「意識の探求」と「方法論」とが一体化しているならば、どんなに素晴らしいことか。

私の場合は、ヒマラヤの聖者から瞑想教師の研修を受けたとき、ライブとビデオとでだが、極寒のヒマラヤの雪上で、鹿皮一枚の上に座ったマスターが、いつもの白い布を体に巻いただけで瞑想している姿を幾度も見た。

意識によって、人間の能力は大きく左右されることを実感する。病は気から――ということばは知っていても、私たちはそれ以上のことは多くの場合知らない。

あまりに、「常識」という硬直した鎧のようなもので、私たちは自らを武装しすぎているのではないか。

だが、私にそれを説く資格があるのか⁉

読者のあなたには、そんな私を笑ってもいい権利がある。

そう、笑っていいとも！

しかし、ほんの少しだけ理解してほしい。

それは、科学では証明できないゆえに、実践哲学・気学が、本当に効用があるのか、その人体実験を繰り返してきたことを――。

大きな祐気も、最悪の尅気も、実はほぼ六十年は続く、と何回も繰り返してきた。それを取り返すには並大抵なことではないけれども、「取り返せる」という証があれば、希望も勇気も湧くのではないか。

あなたが、私の意見や見解に、にわかに賛意を示す必要はない。まず、事例として客観的に観察することをおすすめする。

その場合、最初は極端な事例からはじめるといい。たとえば、メディアで取り上げられる「不幸な人物」とか、驚くほど「幸運に見える人」の行動・移動をトレースすると面白いはずである。

一年や二年では意味がない。少なくとも四十年から六十年間くらいのスパンでみることだ。

私は身内として、父母の晩年にかけての不運と病弱さ、優秀な才能のあった実妹の不運な難病、育ての母ともいうべき叔母の、じつに人生の四分の三の療養生活をみるにつけ、孔子のいう「吉凶、動より生ず」の動きの怖さを痛感している。

私自身の脳科学と意識への探求は、皮肉なことに科学ではない「気」の世界への追求となり、それが、占いという分野に閉じ込められていた気学にゆきつくことになった。

しかしそれは、これまで再三・再四ふれてきたように占いではなく、因果関係のある法則であることに確信をもち、その作用の仕方は、量子物理学のいう量子と同じふるまいに見えたりする。深く観察すればするほど、時空を超えた作用・反作用のふるまいは究極においては相似しているとしか言えない。

しかし、それはいい。

ここで申し上げたいのは、「尅気」という気エネルギーは、我々の意思・意志の力に作用し、情動記憶にもはたらきかける、という事実である。

これは重大である。

人間のＷＩＬＬに作用するとすれば、人生に影響を及ぼすからだ。いや、もっと素朴にいえば、意志薄弱・根気がない・集中力がない・実行力に欠け、情動に振り回されるということになる。その典型が私自身であった。逆にいえば、祐気によって、それまでの弱点を克服し、潜在能力を伸ばせるとか開発できるということでもある。ただ、ほとんどの人が、体質だからとか、生まれつきだからであったり、たまたま運が良かった、たまたま運が悪かったで済ませている。

さて、余命三カ月、と言われながら、六カ月が元気に過ぎ、胆石の発症で、またつまずくか、と思いながら、胆石の原因であるストレスの解消と食事の内容に加えて、肝胆を傷つける木気の尅気の解消の改善に取り組んだ。

今さらながらと思いつつ、中性脂肪やコレステロールに気をつけて、ストレス解消に力を注ぐ。

「懲りない」自分に腹が立つ。

ハワイ行きＪＡＬ機上での発作

二〇〇九年九月一八日（金）

順調な体調。仕事にも何の問題もない。

理想は、無料の「意識セミナー」を各地で開きたいこと。早く実現したい。

この日、五カ月目のハワイ・ホノルル行き、ＪＡＬ便。たまたまファーストクラスで前方右の窓側の席。飛行日和。

左の隣席には三十代半ばのダークスーツに身をかためたスキッとした男性。丸の内のオフィス街を颯爽と歩くのが似合いそう……。

気分は上々。雲海を眺めていると、ありがたいな……しみじみ思う。……こうして生かしてもらっている。料理が運ばれてきた。心が弾む。うれしい……。肉ではなく魚のムニエルを頼んでいたが、ステーキもうまそうだな。隣の青年が赤ワインのグラスを傾け、ステーキにナイフを入れているのが見える。

飲みたいワインだが、断った。濃厚なポタージュが、口の中に広がる。

ポタージュを半分ほど飲んだ時、一瞬、身体の動きがとまった。

……しまった、発作だ。

そっとテーブルの上を片付ける。腹部を楽にするようにリクライニングを調節、圧迫するのはよくない。そっとゆっくり腹式呼吸をする。こういうとき、ファーストプラーナヤマは危険なことは知っている。

両手をそっと腹部に手をおく。

……お願い、静かにしておくれ……無理させて悪かった……あやまるよ、だから、静かにしていてほしい……。

腹部の膨満感と疼痛がはじまる。……たのむ、せめて隣りの青年の食事が終わるまで、穏やかにたのむ……当然、それは身勝手な言い分だったろう。長い間、好き勝手に生き、好きなように食べ、勝手してきたクセに、何を今更！　……身体がそんなことを言ってるような気もする。

隣りの青年が食事を終え、ＣＡが私のテーブルを片付けているとき、私の異変に気がついた。

「どうなさいましたか、すぐ戻ってきます。お水か何か……？」

「い、いりません。多分、た、胆石の発作です！」

「え、それは大変、ちょっとお待ち下さい」

毛布をもって戻ってきたCAに、

「申し訳ありません。痛みが治まるまで、この前の床に横になってもいいですか」

と、キャビンの前の空間を指した。

青年の長い脚も、そこまでは届かないスペースだ。

「いいですとも！」

と同僚のCAと二人で、そこに毛布を二枚重ねて置き、私はそこに海老のようになって横になってうなっていた。

「機内アナウンスでお医者を呼びましょうか。機長にも訊いてきます」

私は慌てた。医者がいてもどうしようもないだろ。下手をすると、日本に引き返すことにでもなったら大変だ。

「……たぶん、大丈夫です」

と悶えながら、ポケットを探った。

「機長さんに、これを見せて下さい。大学病院で処方された痛み止めの薬です」

とＣＡに手渡した。

「畏まりました」

本音をいうと、痛み止めを服用しても効果がないか、非常に薄いことを知っていた。痛みはあるピークを過ぎると治まっていくのも知っていたが、問題はそうなってくれるかだ。

ピークを過ぎても、痛みが続く場合は、今までもそうだったが、救急病院に行くしかなかった。しかし、空の上で一体どうするのだ。

すでに国内の旅先で、七、八回は行っていて、診察券も各地のものがある。

機を引き返させるのだけは、やめなくては――と思っているところへ、ＣＡがもどってきて、くしゃくしゃの痛み止めの袋を返してくれた。

「機長も納得していました。このままホノルルへ直行します。現地では車椅子を準備してありますので、ご安心下さい」

それからおよそ一時間苦しんだが、やがて疼痛は引いて、いつの間にか床の上でぐったりと寝込んでいた。

空港に着いたとき、ふらついてはいたが、症状は落ち着いていた。車いすに初めて乗って、機内からターミナル、パスポートチェック、手荷物検査、そして出口まで、職員付き添いの車椅子で出ることができた。

タクシーを拾って、いつものホテルへ到着。顔見知りのポーターが荷物をカウンターまで運ぶ。

残念ながら、アーリーチェックインは本日無理ですと言われ、広い幾つものロビーのソファに横になった。

むかつくような疼きがぶり返してくる。一カ所にじっとしておれない。ソファーから、向こうの長いすへ。長いすから腰掛の椅子へ転々としながら、痛みと気分をまぎらわせた。

だんだん、自信がなくなる。どうにか、部屋に入ると、ベットに倒れこむ。

衣服をゆるめ、腹部が冷えるのを避けるため、バスタオルで巻き付ける。

少し落ち着いた。

A大学病院のダイアルを廻していた。

主治医を呼んでもらった。緊急でハワイからです。

幸運にも、主治医はすぐ電話口に出た。挨拶もそこそこに、事情を話して、こう言った。

「申し訳ありません……そういうことで、万一、このホノルルの病院に搬送された場合、現地の医師に、先生から私の症状について説明して下さいますか」

「ああ、いいですよ。その時はご連絡下さい」

「ありがとうございます。ところで先生はいま、診察室ですか？」

「違いますよ。手術室です。緊急だというので電話に出ているんですよ」

オペの最中だったんだ……。私は慌てて、お礼を言って電話を切った。

ほっとして倒れ込むようにしてベッドで深々と眠った。

幸いに症状はおさまり、再発はしなかった。万一、海外で入院・手術となれば、数百万円が必要になったかもしれない。日本はいい国だ。

あとで気がついたが、この月の盤でハワイは、五黄殺がまわっていた。もし、毎月の次元層採りという方法でハワイへ来ていなくて、単発のたんなる旅行であったなら、ただでは済まなかったろう。ベッドの上で、法則通りの推移に、あらためてないがしろにできない気学の厳しさを、思った。

身体の声を聞け

九月十二日（土）

妻の実家、京都市の山科に居る時、発作が出た。インフルエンザがはやっていた頃だ。義父が居合わせて、すぐなじみの病院に電話を入れ、車で運んでもらった。女医さんだった。義父の名前の威力もあったかも知れないが、非常に親切で良心的な対応であった。

「抗生物質は出しませんので……よく休養をとって免疫を落とさないようになさって下さい」

二〇一〇年五月五日（水）

大腸の手術をして四年目、肝臓を手術して三年目。胆石は、ストレスがたまったりアルコールの摂り過ぎ、食事内容が肉食に片寄ったりすると、発症した。

時限爆弾をかかえているようでもあるけれど、このおかげで、警報が鳴ってセーブすることができる。

細胞免疫療法は、およそ二年間で終えた。

胆石は、ストレスと食事内容によって左右されるがもうひとつのポイントがある。

それは「過食」である。

飲食していると、すぐにわかるようになった。注意すればわかるが、危険域に入ると、かすかに疼きだすのだ。

そこで飲食をやめて、安静にしていると、問題はないことに気付いたのである。

「身体の声を聞け」とよく言うが、これのことか、と思う。

しかし、せっかくのその声が聞こえない場合があるのだから、始末におえない。

五月十一日（火）～十八日（火）

親しい星風会のメンバー二人と、ゆったりした休養を兼ねて、タヒチに祐気採りに行った。

タヒチは過去に何回か行っていた。

体調はすっかり回復していた。プールでのんびり泳ぎ、海にもつかった。

三日目の夜、タヒチの寿司屋か和食屋にでも行こうと、ホテルからレストランに予約を入れてから、二人に連絡した。

「ロビーに五時半、集合で、タクシーも呼んであるから……」

午後の昼さがり、庭に続く部屋のテラスのロッキングチェアーに腰掛けて、ゆらゆら揺れながら、本を開いていた。

友人が持参したアーモンドナッツの袋から、大好きなそれを口に運んでいた。読んでいる「意識」の本も面白かったが、無意識のうちに口に運んでいるアーモンドもうまかった。

「素焼き」がいいのに、チーズかなんかで味付けしているじゃないか。そんなことを思いながら、アーモンドの袋を三分の一くらい空にしていた。

腕時計をチラリと見る。約束の時間にはまだあるな、と背伸びをし、またアーモンドを口に入れたとき、お腹の疼きに気がついた。

「……⁉」

……まずいかな、これは。本をそっと閉じて、ゆっくりロッキングチェアーから立ち上がる。胃部に膨満感、腹部全体に空気を無理矢理に吹き込まれた感覚。吐き気がする。

疼きが、痛みに変わっていく……。しまった油断したな……。痛みは増していくばかり……。

——約束の時間、這うようにしてロビーに行き、体調が悪いので二人だけで行って欲しい、と伝えて部屋にもどった。

痛みが増してゆく。最悪はレセプションに電話し、救急車を呼んでもらうしかない、と部屋の電話器を確認した。

脂汗が出る。立ってもおれない。座ってもおれない。横にもなっておれない。

それなのに、それなのに、なぜ懲りないのだろう！

食べるときは、食べることに集中しろということか。禅ではそういう。一つの事に全力を傾けよ。只今に生きよ、か。

ベッドにあがり、ベッドでうずくまる…。反転する。ベッドから降りて床にべったり座り、のけぞる。……ゆっくり、ゆっくり……と自分に声をかける。両手をこすり合わせ、そっと腹部にあてる。……すまなかった。

……一体、誰に言っているのだ。……でも、自然にゴメン、悪かったとことばが出る……。両手を当てる……力が抜けていく。

どれくらいたったか、救急車を呼ぶことなく済んだ。助かった……！

ホッとしてロッキングチェアーに座って、庭の花々をぼんやり見ていた。

ポール・ゴーギャンが愛したタヒチ。

自分はこの激痛を通してしか生命力の輝きを知ることが出来ないのだろうか……。

二〇一九年一月一六日（水）午前三時二十分

パリに来て二カ月目に入る。今日は、自分の誕生日。滞在中の三カ月弱の間に単行本三冊を書き上げる予定で滞在している。原稿用紙四〇〇字で約六百五十枚ぐらいだろうか。

――余命三カ月。

その宣告から十二年目。平成の元号が、やがて新しい元号に替わる。新しい元号を「余命」というのはどうだ……と呟きたくなる。

としを経て　うき世の橋を　見かへれば
さてもあやうく　わたりつるかな
（鳩翁道話）

ほんとうに振り返ると危ない橋を渡ってきたものだ。これからも、とどまることなく、渡り続けるけれど。

このホテルのスタッフとも仲良くなった。バングラディシュから来たサンボという、四十代の小柄なおじさん。三十才前後の顔の可愛い大柄な女性ミルーダは、モロッコ出身。受付の白人青年と、いつもペアの東洋人っぽい二十代のフランス女性。ミルーダの上司にあたる褐色のマダムは眼鏡をかけてテキパキして恐そうだが、顔を合わせると、「サバ、ムッシュ！」と声を必ずかけて、時には握手をする。

人間関係と健康については、前に触れている。国籍や言語や肌の色を超えて、人は「ぬくもり」に安らぎをおぼえる習性をもつものだろう。

強調しておこう。身近なストレスの最も大きなリスクは、まず「家庭内」にあり、次に「職場」、さらに「交友関係」と社会へ広がっていく。

いうまでもなく、それは健康と長寿に関係してくる。ペットや植物など自然とのかかわり、即ち環境についても触れてきたつもりだ。

もう一度強調すれば、人・ペット・環境・自然である。これらの存在の根底に共有するもの、それを「意識」と呼んでいる。

いわば、**「あらゆる存在と生命の根源は意識である」**のだからこそ、周囲との調和が必要であり、調和がとれているとき、健康な安らぎが訪れる。それは生命の根源とあらゆる存在を生む意識と共鳴しあっている証であると言いたい。

だが、あなたがこの見解に同意する必要はない。そうか、そうかと聞き流しておいて構わない。なぜなら、まだ科学で証明された分野ではないからだ。あとで著名な物理主義者の哲学者を、あなたのために準備もしてあるので、もう少しおつき合いを――。

十代のころ。精神的障害者であった「裸の大将」こと、天才画家とされた「山下清」画伯を、精神科医の立場から支援し続けた式場龍三郎博士の著者に魅かれ、その関係書籍を集め、人間の心の奥にある「意識」に強く興味をもつようになった。

ブリストルの「信念の魔術」やドイツ人の「トーチェ氏の心の法則」などによって「意

識」をテーマとする探求がはじまった。一九五〇年代のことであるが、そのころから、私なりに探求し続け、高校生のころにはヒプノシス（催眠術）を一応マスターしていた。

東京にもどり、大学に入っても「意識」への関心はますます高まって、「死後の世界」を、エジプトの「死者の書」をはじめ「仏教」や「神道」を通じて探っていくが、宗教団体にのめり込むことはなかった。

長じて出会ったのが、ウパニシャット哲学で、ヴェーダに魅かれて瞑想教師の資格も得たことは、すでに触れた。

そうした心の遍歴と量子物理学への傾倒の結果が「意識」であった。ヨガ行者にはならなかったが、現代心理学や脳科学からは、説明できない体験、断片的ではあったが、それを繰り返した。たとえば、次のようなことだ。

「言語を介さないで、相手の言わんとする意味が瞬時に理解できること」
「ヴィジョンや夢という形で、現実に起きる出来事を事前に知ること」（三・一一の東日本大震災。震源地から九〇キロ地点の那須に居た）
「ソーマの体験」（口の中に、突如甘露のような味わいが広がる）

「自分や周辺を、もう一人の自分が見るという目撃の体験」

「幽体離脱（体外離脱）して、意識だけで宇宙を巡る体験」

「その人の過去世または前世が、二人羽織りのように重なって見えること」

……エトセトラ。エトセトラ。ざっと思いだすだけで、理屈を超えた世界を垣間見る体験を重ねてきている。臨死体験はない。したいとは思わないが、人間にはシェリー先生のいう「機械的な」身体とか、単なる物理的存在とは全く違うということだけは、私にはわかる。

多くの科学者たちによる、脳の起こす幻覚とか、錯覚に過ぎない…という批判もあたらない。細胞生物学者のブルース・リプトン博士のように、意識や環境が細胞を変えるという科学者も少数だがいることはいる。

しかし、伝説の講義であまりに著名なシェリー・ケーガン哲学教授のいうように、あくまでこれは個人的体験にすぎず、普遍性はない。普遍性があれば科学の分野に入る。だがいま使った普遍性とは一体何の基準なのか。

ここで普遍性というとき、すでに枠組みを作った上での普遍性であって、真の意味でいう普遍性ではない。既成の科学において解明されて認証されていることを基準にした普遍性であるからだ。

しかし、それはおいておこう。単純化しよう。科学は記述化されてはじめて科学ということにしよう。事実、そうだからだ。

しかし、「意識」における「普遍性」は事実であり真実だが、全く記述することのできない領域であること、現在の科学では解明されていないと明確にしておこう。

病気は貴重なステップ

そこで登場していただくのが、一〇〇％の物理主義者のイェール大学のシェリー・ケーガン教授である。手元に昨日パリの本屋で買ったばかりの教授の「ＤＥＡＴＨ『死』とは何か」、三八四ページの分厚い本がある。二十三年連続の人気講義を一冊にまとめた伝説の本だ。


人は必ず死ぬ。だからこそ、どう生きるべきか。

と問いかける。ここまではいい。しかし私は、このシェリー先生の考え方を受け入れない。

非常に参考になって面白い。優れた論理で、じつに縦横無尽に説くその知性自体に自ら酔っている面白みも、一種の知的ユーモアでもあろうけれど、それに異を唱えているわけではない。どこに連れて行くか、その論理をこちらも楽しんではいるが、シェリー先生の哲学上の前提とは真正面から対立する。

それは本書で、シェリー先生がこう書いていることからわかる。

「だから私は、物理主義の立場が最も妥当に思えると結論する。実際、人はP機能を果たせるただの身体に過ぎないことを私たちは受け入れるべきだ。

人は、自分の身体の死後も存在し続けるという。その考えはまったくもってお門違い、あるいはあり得ないということを、この結論が意味していると思うのは自然だろう」

（同書・二七ページ）

「魂など存在しない。私たちは機械にすぎない。もちろん、ただのありきたりの機械ではない。…（略）…私たちは人格を持った人間だ。だが、それでも機械にすぎない」

（同書・三七三ページ）

じつに見事に断じ切っている。繰り返すなら、この考え方以外は、非常に面白く参考になるだろう。シェリー先生は、なお唯物主義といわず物理主義と称して、唯物史観的思想と違うことを意識しているようである。

シェリー先生（ご本人の著書に、そう表記されている）のいうP機能というのは、パーソナリティの「P」で、人格特性をもってそれを果たす機械が、人間であるとするところは、現代医学に携わる多くの医師や薬剤師や医療スタッフの無意識であれ、有意識であれ、心のどこかにもっている考え方に思われる。

「P機能をもつ機械」である、というところに、哲学教授のユニークさがうかがえる。

シェリー先生は、私のような立場、あるいは、ディーパック・チョプラ博士や、物理主義者だったハーバード大学のエベン・アレグザンダー脳神経科学者は、彼は自分の体験によって一八〇度見解を変え、世界の物理主義の脳科学者たちを驚倒させた人物……あるいは、八八才で亡くなった、イアン・スティーブンソン教授らの一連の主張には、全く説得力がない、と一蹴する。

キューブラ・ロスやレイモンド・ムーディ教授、またはスティーブンソン教授らから、私自身は自分のささやかな体験の裏付けを得たが、論理的には、シェリー先生の見解は正しい。

まして、科学者ではあるが、「ヴェーダ」を体得している私より四才若いディーパック・チョプラ博士の展開する世界にいたっては、シェリー先生には、論外であるかも知れない。

それはチョプラ博士が、自分の知っている究極の世界から導き出される結論を土台に話を展開して、なぜそうなるのかの説明を一切しないからだ。

なぜなら「記述」できないからだ。「記述する」ということは、「論理」で表現できなければならない。その最たるものは「数学」であろうが、「意識」とか「魂」は、記述できる世界ではない。

しかし、それは「在る」のだ。それが真実である。説得力のあるなしの問題ではない。

では、それをどのように証明するのか。証明するためには「記述」をしなければならない。論理的に追求し、論理的に体系づけ、結論づける行為が哲学だとすれば、「それ」は哲学でもないし、「科学」でもない。

しかし、「それは存在する」のだ。「モノ」としてではなく、確かな存在。科学でもなく、哲学でもないとしたら、では一体、何なのだ。

そう、その真実を確認する方法――それは「体験」しかないのだ。

未知なるものは「経験」を通して知る。

シェリー先生は、おそらく、次のことばの意味を絶対に認めないし、一生を通じて知らないままに、人生を終えるだろう。そのことばとは……。

不立文字（ふりゅうもんじ）

である。東洋の一部の人たちには理解できることばである。禅宗でよく使うことばだ。文字すなわち「ことば」としてたてられない、ことばで表現できない世界。ことばは論理であり、「そこ」はその論理を超えた世界だ、と言っている。

しかし、「それ」が「在る」なら、「それ」を体験するしかないだろう。

くどいが、こうした世界のことは、地球上の各宗教が「信仰」としてあつかい、その究極の場に、様々な名称をつけて信仰者を集め、グループ化してきた。私が強調したいのは、知的に理解をしたうえで、正しい方法でアプローチすれば、わざわざ特定の宗教の枠の中に入る必要はないだろう、ということである。

万教帰一。

あらゆる宗教的な教えは、表現は違っても「一つ」のところを目指している。私たちはそこを知的に理解し、そこを目指して実践することで、体験を積み重ねていけばいい。

科学と論理は、その後を必ず追いかけてくる。そのとき、大きな科学的発見があるだろう。その科学こそ、現在の「客観」の科学を超える、または併存する「主観の科学」が成立するときかも知れない。

いま、この年齢にいたってはじめて、「現代の哲学と心理学が人間をダメにする」と、ヒマラヤ聖者が、笑いをふくみながら言ったことばの意味がわかる気がする。

無意識に受ける影響

健康は人生の土台であるので、有意義な人生を送るためにに、ぜひ健康でありたいと願いながらも、私のように健康を損なう人も多いのではないか。

余命三カ月と言われたゆえに、何か見えてくるものもある。また、私のような怠け者で傲慢な者を本気にもさせるだろう。

病気になればこそ、「いかに生きるか」を考え、確立しようとする。あるいは人生に対する本気度が増す。

さらに病気によって、内実ともに人生のステップアップを目指すのではないだろうか。

健康が究極の目的ではなく、健康であることによって、人生をより充実させる生き方が十分にできるのは間違いないだろう。

もう一つ、意識のことをかなりの比重でとりあげたのは、意識が、健康も精神のあり方も、社会的現実的成功も人間関係も左右するからである。

たとえば、麻酔をかけて患者の意識がない状態で手術をする。そのとき、手術をする医師たちが、雑談風に「うーん、これはヒドイ！　もって三カ月かな」

「いや、それもどうかね。かなり危ない。まあ、せっかくの手術があまり役立たないんじゃネ、どうにか、よくなっても必ず転移するからなぁ……」

もし、こうした会話があったとしたら、麻酔をかけられて知覚のないはずの患者の潜在意識に刷り込まれるのだ。意識がないのは痛覚を司る顕在意識などであり、もう一つの意識はあるのだ。

手術が成功したとしても、患者の潜在意識にはネガティブなことばが埋め込まれ、それが細胞に作用して、がんなら再発・転移ということも可能性としてある。

無意識に見ているテレビからの情報、何気なく読んでいる書物やニュース。さり気なく手に取る物品。立ち寄っている店、街、人々や家族との会話……意識とは無関係と言えない。どんな風土で育ち、どんな家・建物で生活してきたか。そのトータリティが今の自分の心身を形作っている。そのことにもっと神経を払うべきではないだろうか。

それは狩猟民族と農耕民族との性質や体質の違いをみればわかることだろう。
私たちはどうやら、出来事と環境によって、気がつかないうちに影響を受けているようだ。私は、その仲立ちをするのが「波動」であり、「気」であり、「意識」であるとしている。

主治医から、今後はもう半年とか一年に一回くらいのチェックで大丈夫ですね、と言われながら、医師の先生方には用はないが、できるだけ月一回、院内の理髪店に行き、最上階のレストランでは枝美佳とゆっくり食事をしたりする。

懐かしいからではない。自分の怠慢さを戒めるためである。

車椅子の患者、点滴の器具を引っ張って廊下をそろり、そろりと歩いている患者、廊下の長椅子に呆然と腰掛けている、テレビによく登場する人もいたり、ストレッチャーで大急ぎに運ばれていく患者、中庭のベンチで背中を丸めている患者……どの姿も、私に一つの刺激と教訓とを与えてくれる。

病院からの刺激を受けたあとは、必ずアスリートたちの映像を見ることにしている。

その激しい躍動の美、たくましい筋肉の上を流れる輝く汗の飛び散るさまの映像は、心地良い刺激となって返ってくる。

可能なら樹木の中を歩き、太陽が真上にあるときの田園を二〇分、三〇分歩く……のは残念だがほとんどない。那須に行くなら雑木林と草花が迎えてくれるが……。

締めくくりに、ヘンリー・ディビッド・ソローは、こう言っている。

「勤勉だけが取り柄なら、蟻と変わるところがない。なんのために、せっせと働くかが問題だ」

もう一つ、あげておこう。

「人は死の問題になって、はじめて本気で生きてこなかったことに気づく」

ソローの作品「森の生活」はあまりに有名だが、詩人で作家で博物学者。憧れの一人ではある。人は、海が好きなタイプと森が好きなタイプに分かれるが、前世の関係で、私は海を見ると寂寥感と不安に襲われ、森に入ると安らぎをおぼえる。那須山荘は森の中だし、京都の自宅も森に近い。自然にそういう環境を選ぶのだろう。

この稿を書くために、右岸のこのホテルからセーヌ川をわたって左岸に行き、サンジェルマン・デ・プレ教会、その向かいのボーヴォーワールとサルトルが愛用した、カフェ・ド・フロールやレ・ドゥ・マゴを巡ってほぼ一時間半の散歩という儀式を行う。これも私には心地良い刺激である。

横断するチェイルリー公園をのぞいて、すべて石畳の道である。

この左岸の二つの喫茶店は、何十年も前から、パリに来るたびに訪れているが、サルトルやピカソやヘミングウェイ、カミュなどの文豪・芸術家のたまり場だった。

石の文化の典型にふれながら、自然環境とこの偉大な人物たちは、どのように折り合いをつけていたのだろうか。

私の場合、三日に一度は一時間半から二時間歩く。それのほうが執筆がはかどる。

あとは時々、食後に三十分から四十分の散歩をしているが、血糖値スパイクだけが心配な方は、食後十分でも充分な効果はある。

生活のスタイルは個人差があって様々であり、自分の体質・気質に合った、「形」を早めに確立することが大事だろう。

エラソウに言っている私の場合は、最近になって、ようやく形が整いだした。その点で健康維持の劣等生であり、落ちこぼれだと自覚している。

だから健康面で苦労しているのだが、落ちこぼれゆえに、逆に反面教師として参考になればこの上ない光栄である。

別の枠組みでとりあげたのは、「煙草・アルコール・サプリメント」について、一言だけ付け加えさせてほしいからである。

先ほどの散歩の往きかえりに、久しぶりの晴天のセーヌ川にかかる橋の上で十分ほど佇んで、陽を浴びていた。

レオポール・セダール・サンゴール橋という長い名前。川幅いっぱいの手すりの、その鉄の長い綱には数知れない錠が重なるようにかけられ、朝日を浴びている。何かの夢や希望をこめた記念なのであろう。いつかあらためて来て、長い間もっていた夢と希望と思い出の鍵でそれをあけるのだろうか。

それは、「生きている」ことの証なのだろうか。セーヌ川を往く観光船を見ながら、一つの詩句を口にしていた。臨終定年を自分の世界観に変えて——。

只今青春
常在戦場
生涯現役
一生修行・
臨終再生・

付録

■アルコール

神さまや仏さまはアルコールがお好きかもしれない。百薬の長ということばもあるし、お清めでお酒を使う。

適量ならいいかも知れない。義父は大病で手術をしたが、それ以降は元気そのもの。晩酌に小さい缶ビールを一本、小ぶりのお銚子を一本。それでピタリと止める。いつも感心して見ている。

がんで闘病中の人は止めることだ。体質にもよるらしいが、英国医療サービス（NMS）によれば、アルコールは七種のリスクを上昇させる。有害なアセトアルデヒドに分解され、細胞内の遺伝子に損傷を与える。またその損傷の修復をも妨げ、がんを引き起こす。さらにホルモン系のバランスを壊す作用もあり、がん細胞を増殖させる燃料としてホルモンを使う場合もある。個人差もあるだろうが。

アルコールを断って一年。快適な日々。私の場合、三つの理由による。一つは、飲み出すと習慣化してしまう。二つめ、飲むと憑依されやすい体質であること。理性が弱まると一緒に飲む相手の関係する何か（意識体）の心情が移ってくる場合がある。

あるとき、実業家の親しいX氏に誘われて大阪で飲んでいたとき、私は突如泣き出した

間で、その心情が移ってきていたのだ。（私は泣き上戸ではない）…。そのとき、その社長の老いた父親だか母親が亡くなった瞬
また、再三経験しているが、酔ってご機嫌なとき、一緒にいる方の前世や過去世が重なって見えてくる場合もある。普段は沈黙を守って、錯覚か幻覚だろうと、理性で抑えているが、酔ったときは不用意に語ってしまう傾向が強い。ご本人が他人に語ったことのない出来事を皆の前で話してしまうのだ。これはまずいと思う。

次に、アルコールを飲むと、完全に抜けるまで瞑想ができなくなる。場合によっては吐くこともある。じつは現代科学は解明していないが、人間のもっているオージャスを弱めることを実感し、そろそろアルコールも卒業していいと、酒を止めた。

もう一つは、あの脳神経外科医のエベン・アレグザンダー博士も苦労して禁酒したことも、私の動機の一つになっている。

■喫煙とがん

かつてタバコは、二〇本入りを一日五箱喫っていた私が、禁煙をすすめるのはおかしいかも知れない。一時期に短い期間、復活したが、一九九二年に本格的にタバコと縁を切っ

ていた。レントゲンをとると、後遺症として胸に影が残っている。いまはタバコの匂いと煙に過敏になっている。パリに来て一カ月弱。歩行喫煙者に悩まされている。日本にいるときより副流煙を大量に吸っている気がしてならない。この国は屋内で禁止されているぶん、歩行時とホテルの出入り口での喫煙者が多い。その副流煙……これは主流煙よりも害が大きいのだ。

ニコチンが二・八倍、タール三・八倍、一酸化炭素は四・七倍も主流煙よりも多い。

ニコチンは神経毒性があり、末梢血管を収縮させて血圧を上昇させる。タールは粘着性の物質で、ベンゼンなどの発がん性物質を含む。また一酸化炭素は、血液中で酸素よりも先にヘモグロビンと結合するので、酸素不足となって、活動量が低下し疲れやすくなる。

さらに、血液中のコレステロールを酸化させ、動脈硬化を促す。

不完全燃焼によって生じる化合物の種類は五三〇〇種類。多環芳香族炭水化水素類（PAH）やニトロソアミン類などの発がん物質が七〇種類含まれている。

…と書いてもピンとこない方のために、それらのカラダへの作用をシンプルに表す。

有害物質→肺→血液→全身の臓器
→DNAの損傷
→がんの発生メカニズムの様々なステージに作用してくる。

タバコは習慣性、依存性があるので、断つにはいろいろな工夫が必要だと思う。

■サプリメント

これには、相当な投資をしてきた。それは私自身が医師から、「アルバイトなんかやっている場合じゃないだろ。こんなカラダで働いて、大学なんて無理だよ」と、こともなげに「虚弱体質」をなじられたことや、どうしたら健康になれるか、がいつも頭を占めていたからだろう。

私より昔の著名な方々の中には、「自分の血を売って」大学を出たという話はザラにあった。しかし、私の血は売れなかったにちがいない。なにしろ虚弱体質のヘロヘロの状態だったからである。

自然食品、断食、瞑想、運動、生活のリズム……最低限生きていく上で必要な健康な体と心とは何か。それが出発点であった。

現在、生体波動で計測すると実年齢より二十七才若いという結果が出ている。当面の目標は三十才若いことだから、もう少しで達成できる。

人は変われる。

サプリメントに凝ったのは、私にとって必然であった。凝ったあげく、三カ月間のニュージーランド滞在中に、ある事業家とはかって、サプリメントのプロポリスを開発したほどである。

さて、サプリメントは当たり前だが、医薬品ではない。ということは即効性はない、ということである。

薬は即効性がある。ある症状の標的に対して効能効果があるため認可されている。しかし、その標的以外には害がある可能性がある。それが副作用だろう。

とすればサプリに副作用があってはならない。第二点に、細胞の新陳代謝に添って自然な形でプラスに働き、他の食品の成分と同じように正常化に貢献できること。

第三点めのポイントは、自然な細胞の新陳代謝に添って働く食品と同じだから、ある程度の時間的目安が必要ということ。第四点めは、食品と同じように、同じサプリをずっと続けない、中断などの調節が必要…などという私なりの実証をつくった。

試行錯誤を繰り返しながら、メディアの宣伝や著名人愛用というＰＲに惑わされないよう心掛けた。

二カ月のパリ滞在のために持参するサプリメントは、「糖質」と「酸化」を抑えるのに役立つサプリ。ミトコンドリアを活性化する食品と運動に注意を向けているが、それに役立つサプリ。さらにもう一つは、免疫系は主に、「腸」によって決まるから、「腸内フローラ」に役立つ星風会で扱っているサプリを持参している。

数年前、星風会の古いメンバーの六十代前半の男性が、「これは生命の源というべきミトコンドリアを活性化して、いつまでも元気でいられるサプリだから、ぜひ愛用してください」とすすめられた。

――ミトコンドリア。この言葉には、強い関心と魅力をもっている。そのため、その方面のサプリはすべて試し、計測もしていた。

私はその数年前に、世界で唯一、エビデンスのあるサプリメントを見つけ、自分で試して愛用していた。脳のいい変化も計測器で確認してのことだった。彼にもこれをすすめたが、「いや、これの方が凄いですよ」という返事に、すぐ自説を私は引っ込めた。

これの方が凄い、という根拠は何だろう?と思ったが、黙っていた。パリへ出発する数日前にその男性の長女から電話が入った。

「先生、結局、父には施設に入ってもらうことにしました。転勤が決まったので、主人も私も父の面倒が見れずに……」

その男性は、三年前からアルツハイマーになっていた。いま彼は六十九歳のはずだ。二年前、セミナー終了後に北海道でも同じサプリメントをすすめられたのには驚いてしまったが…。心のどこかで疼くものもある。遠慮しすぎて、私が愛用している、本当にミトコンドリアを活性化するサプリをすすめたら良かった、と——。しかし、声の大きい人の主張が、すべてを打ち消す現実への皮肉もあった。

なぜ自然のものがいいか

サプリメントに欠けているもの、それは自然食品にはありながら…ということになる。

たとえば、植物繊維がたっぷりあって、ビタミン・ミネラル、その他それぞれの野菜に特徴的にある栄養素を抽出して、可能なかぎり、そのエッセンスを凝縮しようとしたのが、サプリメントである。

しかし、それでも自然の野菜や果物にはあってサプリメントに欠けているものがある。それは人体にとって非常にプラスになる微量放射線である。それを知っている人は少ない。私たちの体は、体内における解糖系とミトコンドリア系の二つのシステムによって吸収された栄養素を活動エネルギーとしている。

その栄養素について多くの知識や見解を与えてくれているのが、分子栄養学であるけれども、その現代栄養学に大きく抜けているもの。分子のレベルを超えているのが電磁波や放射線である。医師たちもほとんど知らないことである。医科で習わないから当然だろう。

先ほど、セーヌ川の橋を散策の途中、一〇分ほど朝日を浴びたと書いた。

久しぶりの陽の光で体がポカポカと温まって、快適であったが、これもミトコンドリアがフル回転して働くからである。

電磁波の一種である太陽光線が、電子伝達系の回路にはたらきかけ、ミトコンドリアの膜の内と外とに電位差をつくることによって活動エネルギーが生み出されるからだ。

自然界には、電磁波と同じように生命活動にプラスになる放射線もあって、私たちは日常のなかでそれを浴びている。気がつかないだけだ。

じつは、野菜や果物にもそれが含まれているわけで、私たちはそれらの植物を通しても自分の体に採り入れている。そうした野菜や果物には、カリウム40という微量放射線があり、これが細胞内のミトコンドリアを活性化する。

生理学を学んだとき、前にも触れたように、生命エネルギーの発生の仕組み、解糖系とミトコンドリア系のクエン酸回路のシステムを知って、自分で驚くほど興奮した。ほんの一部の一部に過ぎないが、「生命」の不思議さに感動したのだ。

サプリメントでは、ミネラルやビタミンを摂ることはできても、人体に有効なこの放射線までは補えない。（私が関わるサプリや食品には、それを取り込んでいるつもりだが…）

幸いに私は、微量放射線を扱う専門家の先生方と親しくさせていただき、それを使った「癒しルーム」をつくり、理解者に活用してもらっている。北海道・東京・京都で開放しているが、驚くような効果を示す場合があって、非常に興味深い。

サプリメントの一つに、星風会で扱っている、腸内細菌を整える「ハーモニー元菌」があり、それには微量放射線を自分用に込めたもの、さらに沖縄で作っているミネラルバランスのいい天然の手作り塩にも、自分用に微量放射線を込めて、ここパリに持参している。

このように、北海道・東京・関西の拠点には、微量放射線の発生の工夫がしてあり、希望者には活用してもらっているが、じつは本来は自分用のもの。告白すれば、諸内臓器官が実年齢よりも二十七才若いというのは、各地を点々と移動しながら、これを使っているからではないか、と思っている。

三十才若返る――が目標である。活動量を減らすなら、目標は達成できる自信はある。しかし、繰り返すが、健康のために生きているのではない。生きるためには健康が必要だからであり、果たしていきたい「生きる目的」のためにこそあるのが健康なのだ。

最後にお金のかからない健康法をプレゼントしよう。パリにも持参しているが、使い捨てカイロである。

健康であるためには、一言でいえば、「免疫力を下げないこと」だ。そのために絶対条件は「腸」を元気にすること。

四カ所のツボを覚えておくといい。

◎大椎《だいつい》：寒さ対策。風邪予防。首すじにある。
◎神闕《しんけつ》：おヘソのポジション。
下痢や消化不良、リラックス効果。丹田と一緒なら効果アップ。
◎丹田《たんでん》：ヘソの下、五～六センチ。
もし冷んやりしているときは注意。疲れているか、元気がない。へこんだ感覚があれば要注意。生命力低下のしるしだ。
◎仙骨《せんこつ》：尾てい骨のあたり。免疫力アップにいいし、血流もよくなる。
低温やけどに注意しよう。


重大な疾患がなければ、緊急の場合、これで十分に間に合うはずだ。

繰り返すが、「腸」がつねに健全であれば、健康である。たとえ、体調が悪くなっても回復が早いはず。腸と脳は密接な関係があって、つねに状態をチェックしよう。

腸と脳は、「健康」と「能力」と「運」に関係すると思っていい。

【参考文献】

「細胞の世界」　村松正実著／木南凌 監訳（西村書店）
「医学のための細胞生物学」　永田和宏ほか著（南山堂）
「免疫が挑むがんと難病」　岸本忠三／中嶋彰著（講談社）
「利己的な遺伝子」　リチャード・ドーキンス著／日高敏隆 訳（紀伊國屋書店）
「血液学」　小川哲平著（中外医学社）
「分子細胞免疫学」　アバス－リックマン－ピレ著（エルゼビア・ジャパン）
「免疫革命」　安保徹著（講談社）
「ガイトン臨床生理学」　早川弘一著（医学書院）
「絶対、生きてやる。」　古島町子著（ぱるす出版）
「スタンフォード物理学再入門　量子力学」　レオナルド・サスキンド／アート・フリードマン著（日経ＢＰ社）
「改訂新版・東洋心理学講座１巻」　小林三剛／村田昌謙著（星風会）
「象意のしおり」　村田昌謙編著（星風会）
「驚異のエキス智通―腸内菌を整える」　村田晴彦著（オレンジ出版）
「虹よ　わが心に」　村田晴彦著（オレンジ出版）
「努力論」　幸田露伴著（東亜堂書房）
「修省論」　幸田露伴著（東亜堂書房）
「ミトコンドリアが進化を決めた」　斉藤隆央著（みすず書房）
「強運を創る」（シリーズ）　村田昌謙編著（星風会）

◎星風アカデミー　＊HPやドクターむらっちブログなどをご覧ください
URL http://www.seifu-academy.co.jp
e-mail info@seifu-academy.co.jp

著者／村田 昌謙（むらた しょうけん）
Shouken Murata

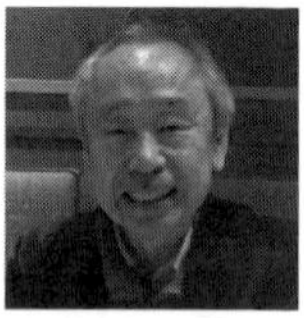

心理学博士・健康科学博士・著述家（本名 康一・他に筆名 晴彦）
米国NLP協会（The Society of NLP）認定NLPトレーナーアソシエート／【財団法人生涯学習開発財団認定】米国催眠療法協会（ABH）認定ヒプノセラピスト、国際セラピートレーニング協会（ITTO）認定ヒプノセラピスト、ホノルル大学講師、IMGS（国際メンターシップ）大学院大学教授などを経て、現在は、淡江大学（Tamkang University）客員教授。米国N.Y 国際学士院大学 特別名誉会員。星風会代表。

ライフカウンセラー・鍼灸師・整体師・ユニティ・メソッド教授・ORS教授。出版・映画製作が出発点で、1972年日本映画人代表としてソ連政府に招待。意識の探求をライフワークとし、東洋哲学とニューサイエンスをベースにした能力開発を目指し、ヒプノや気学、ユニティやORS意識気功による能力開発・心身の健全化・運命の改善やヒーラーの養成に力を入れている。現在、全国ネットの星風アカデミーを主宰、各地に教室を開く。2003年度社会文化功労賞受賞、2004年度ニューヨーク（財）国際学士院大学よりフェロー称号授与。著書に「自己実現～誰も知らなかった方法」（文化創作出版）「あなたの願いが必ずかなう法則」「直観力で成功する!」（毎日新聞社）など多数。

余命3か月 がんは治る病です

西洋医学と実践哲学・気学の活用

2019年3月31日　初版第1刷発行

著　者　村田昌謙
発行人　栗栖直樹
企　画　星風アカデミー
発行所　株式会社エスクリエート
〒170-0013 東京都豊島区東池袋4-18-7 サンフラットプラザー203
TEL：03-6914-3906
発　売　株式会社メディアパル
〒162-8710　東京都新宿区東五軒町6-24
TEL：03-5261-1171
印刷所　株式会社原色美術印刷社

ISBN978-4-8021-3146-9　C0036